性功能障碍评估与治疗指南

SEXUAL DYSFUNCTION

A Guide for Assessment and Treatment

3rd Edition

〔美〕John P. Wincze
〔美〕Risa B. Weisberg   著

陈俊汇   译

上海科学技术出版社

图书在版编目（CIP）数据

性功能障碍评估与治疗指南 ／（美）约翰·温茨
(John P. Wincze)，（美）丽莎·魏斯伯格
(Risa B. Weisberg) 著；陈俊汇译. -- 上海 : 上海科
学技术出版社，2024.5
书名原文：Sexual Dysfunction: A Guide for
Assessment and Treatment (3rd Edition)
ISBN 978-7-5478-6578-1

Ⅰ. ①性… Ⅱ. ①约… ②丽… ③陈… Ⅲ. ①性功能
障碍－评估－指南②性功能障碍－治疗－指南 Ⅳ.
①R698-62②R711.77-62

中国国家版本馆CIP数据核字(2024)第062846号

First published in English under the title
Sexual Dysfunction：A Guide for Assessment and Treatment，Third Edition
by John P. Wincze and Risa B. Weisberg
Copyright © 2015 The Guilford Press
A Division of Guilford Publications，Inc.
Published by arrangement with The Guilford Press

上海市版权局著作权合同登记号 图字：09 - 2023 - 0473 号

性功能障碍评估与治疗指南

［美］John P. Wincze　［美］Risa B. Weisberg　著
陈俊汇　译

上海世纪出版(集团)有限公司
上 海 科 学 技 术 出 版 社　出版、发行
(上海市闵行区号景路 159 弄 A 座 9F－10F)
邮政编码 201101　www.sstp.cn
上海展强印刷有限公司印刷
开本 787×1092　1/16　印张 13.5
字数 210 千字
2024 年 5 月第 1 版　2024 年 5 月第 1 次印刷
ISBN 978 - 7 - 5478 - 6578 - 1/R · 2985
定价：88.00 元

本书如有缺页、错装或坏损等严重质量问题,请向印刷厂联系调换 电话：021–66366565

内 容 提 要

　　《性功能障碍评估与治疗指南》是由美国著名人类性学和行为学专家 John P. Wincze 和 Risa B. Weisberg 教授共同编写的一本广为同行认可的性功能障碍评估与治疗指导教程。

　　本书反映了当前男、女性功能障碍中生理、心理和社会学研究重大进展，分四篇、十六章进行系统阐述，包括性功能障碍的分类、性功能障碍的评估、性功能障碍的治疗和其他重要议题。全书凝聚了作者的智慧与临床经验，其特点为：构建了一个可全面评估性功能障碍的先进诊疗体系，综合考虑医学和心理-社会因素，更加注重生物-社会-心理评估；及时融入最新医学和心理学治疗进展；运用同行认可的认知行为心理学研究成果；案例资料全部更新，贯穿每一章节。

　　本书不仅适合初级从业者，亦适用于经验丰富的男科医师和性治疗师，同时也可作为感兴趣人士追求和谐性生活的帮手。

译 者 简 介

陈俊汇,湖北省第三人民医院泌尿外科副主任,主任医师,医学博士,从事泌尿外科及男科工作30余年。2007—2009年,在美国堪萨斯大学医学中心从事博士后工作,研究前列腺癌发病机制;2014年,在德国比勒菲尔德基督教医院进修,研习泌尿外科微创技术及机器人手术。主要参与、完成国家自然科学基金项目1项,主持、完成湖北省及武汉市科研课题2项;享受武汉市政府博士资助,参加湖北省博士团志愿者服务1年。发表SCI论文2篇、中华核心期刊论文10余篇。主编《泌尿外科腹腔镜教程》(人民卫生出版社,2017年),为中华医学会泌尿外科分会推荐用书;主译《性心理生理学》(清华大学出版社,2023年)。

作 者 简 介

　　John P. Wincze,博士,美国罗得岛州普罗维登斯市米里亚姆医院男性健康中心副主任,布朗大学阿尔珀特医学院精神病学和人类行为学系临床教授,从事性功能障碍的诊断和治疗工作 40 余年,发表了大量学术文章。曾担任罗得岛州心理学认证委员会主席,是多个州法院和联邦法院心理学及性犯罪者评估和治疗的专家。作为访问学者,Wincze 博士在澳大利亚、新西兰和欧洲各地就性犯罪者和性功能障碍的评估和治疗进行了广泛的交流、演讲,是《性研究杂志》的副主编。

　　Risa B. Weisberg,博士,布朗大学阿尔珀特医学院精神病学、人类行为学系和家庭医学系副教授,担任弗吉尼亚州波士顿医疗保健系统负责实习培训的心理学助理主任,是米里亚姆医院男性健康中心的心理学家。Weisberg 博士的研究、论文和学术活动,侧重于初级保健与行为健康的整合、焦虑症、性功能障碍及生殖健康。获得美国国家卫生研究院复杂合并疾病会议颁发的新研究员奖、临床心理社会研究协会颁发的年轻研究员奖,以及美国焦虑和抑郁协会颁发的杰出奖。

中 文 版 序

性与爱,是人类永恒不变的主题之一。科学、健康的"性"福生活是民众身心健康的福祉,也是性医学及男科学专家、学者研究和探讨的重要课题。继《性心理生理学》中文版出版后,陈俊汇博士辛勤耕耘,又为我们带来《性功能障碍评估与治疗指南》中文版。

本书由著名人类性学和行为学专家、美国布朗大学 John P. Wincze 博士与 Risa B. Weisberg 博士共同编撰,倍受世界各国专家、学者的推崇,得到了广大读者的喜爱。在此,我们有幸向国内同仁推荐此书,以供借鉴、研习,进一步提高临床诊疗水平,更好地推动"男科学与性医学"事业在中国的发展,为幸福家庭、健康中国贡献力量。

本书共四篇、十六章,系统、简明地阐述了性功能障碍的评估与治疗,包括性功能障碍的分类、性功能障碍的评估、性功能障碍的治疗,以及其他重要议题。20 世纪 70 年代,性治疗师的"向导"角色的演变、世纪之交新型药物传递系统的研发和使用,以及《精神障碍诊断与统计手册》(第 5 版)(DSM-Ⅴ)的颁布,其意义与作用无不完美地体现在本书原著第三版中。书中,作者将医学和心理学理论完美结合,及时反映众多亚专业学科,如泌尿外科和认知行为心理学等的研究进展。同时,在性功能诊治过程中重视人类性学议题中固有的、复杂性问题的处理,采用生物-心理-社会模式进行"多学科并存"的治疗,缩短治疗过程,提高患者依从性,避免过度"性医学"干预所带来的伤害。而且,作者进一步强调性心理(如感觉集中训练)和生理(传统的男科学治疗)干预并重的重要性,认为即使是单纯生理或心理病因的性功能障碍,患者亦将受益于心理与生理的综合治疗。大部分章节末尾附有典型案例分析,以便读者更好地领悟性功能障碍评估与治疗的精髓。此外,相较于前两版,本版还增设不少篇幅介绍女性性功能障碍及其治疗,如女性性欲望低下等。与其他类型疾患的治疗不同,"性"及夫妻关系问题的解决,更多需要男女双方的共同理解与参与,治疗过程中任何一方采用"旁观者"的应对方式,均不利于男、女性功能障碍的治疗。

关爱生命,提高全民身体健康素质,几乎不能回避与之休戚相关的性健康。性,乃至性生活,不仅关系到身体健康、情感和睦及家庭幸福,还可能关乎事业成功及社会安定。阳光、正能量的"性"和科学、符合伦理的"性医学",将成为当今社会的重要主题之一。作为一本科学性、前沿性、实用性和操作性俱佳的图书,《性功能障碍评估与治疗指南》不仅可作为专业人士手头常备的工具书,也会成为广大读者的良师益友。

最后,再次祝贺《性功能障碍评估与治疗指南》中文版由上海科学技术出版社出版、发行。

刘继红

华中科技大学同济医学院附属同济医院院长、二级教授

中华医学会男科学分会候任主任委员

2023 年 10 月

中文版前言

《性功能障碍评估与治疗指南》是由美国布朗大学人类性学和行为学专家 John P. Wincze 博士与 Risa B. Weisberg 博士共同编写的一本性功能障碍评估和治疗的教程，可作为从业人员的参考用书。两位专家怀着对受性功能障碍困扰者的同理心，考虑到男、女性功能障碍临床实践中评估与治疗的复杂性和挑战性，在数十年临床工作的经验基础上，将毕生研究心得与最新生物医学和心理学研究成果有机整合，融入妇科、初级保健科、心血管科、进化心理学、神经病学、流行病学和人类学等学科的知识，为我们系统介绍了当前为同行认可的性功能障碍评估与治疗策略，实用性强、信息量丰富，倍受世界各国专家、学者的赞誉和推崇。

应临床实践需求，本书原著第一版于 1991 年出版，2001 年再版，2015 年第三次出版。作者引经据典，查阅近百年来与人类性功能相关的文献资料（最早追溯至 1917 年），真实、科学地记录了当今性功能障碍诊治的变化与发展。20 世纪 70 年代，性治疗的重点主要体现在患者个人行为的改变方面。因而，性治疗师时常充当"向导"角色，描述性交技巧并布置有针对性的家庭作业。20 世纪 90 年代，随着大量新信息和新理念的不断涌现，以及对家庭因素、个人情感和认知作用重要性更深入的理解，性治疗实践不断发展和提高。作为一本简明、实用的性功能障碍治疗指南，原著第一版为性学同仁提供了正确的性功能障碍治疗理念，为各种性功能障碍的评估与治疗提供了行之有效、操之可行的方案。

世纪之交，随着磷酸二酯酶抑制剂的发现和许多新型、有效的药物传递系统的研发和使用，以及对代谢综合征和心血管疾病对人类性功能影响的进一步认识，性功能障碍诊治的手段更多、效果更理想。最新性学研究成果充分体现在原著第二版的评估与治疗中：西地那非、伐地那非、他达拉非和阿伐那非等药物，如雨后春笋般出现，为性功能障碍患者带来了福祉；睾酮肩部凝胶注射或上臂内填充器植入等方法，已被美国食品药品管理局（FDA）批准，且未发现向妇女和儿童转移的风险；饮食结构、体重和锻炼，成为性功能障碍总体治疗的一部分，血管疾病的评估和治疗亦备受重视。特别值得关注的是，女性性功能障碍研究也取得了长足进展。例如，银杏叶提取物用于女性性欲望低下的治疗，便是一个很好的例证。

近 20 年来，人们对性行为的研究兴趣持续提升，对性功能障碍的病因认识更加全面，性功能障碍的诊断与治疗效果达到一个崭新高度。学者认识到，性健康不仅是完整生理功能和典型性功能（如性欲望、性唤起和性高潮阶段）的反映，还是许多文化背景下丰富人际关系的体现，包括尊重和信任、开放式沟通和各种相互关系的承诺等。如今，"性医学"（sexual medicine）的内涵与外延不断扩展，医师不仅注重性功能障碍的诊断与治疗，同时也更加关注人类性学议题中固有的、复杂性问题的处理，更趋向采用一种"生物-社会-心理模式"进行"多学科并存"的治疗。同时，人们摒弃诊断上的主观性，力求消除各种分歧与争议，制定了最新的诊断体系。例如，学者将女性性唤起障碍和性欲望低下障碍归为女性性兴趣/唤起障碍，将性交疼痛和阴道痉挛归为生殖道-盆腔疼痛/插入障碍，以便更好地进行学术沟通、信息交流和策略制订。本版书中，作者与时俱进地反映了当前男、女性功能障碍中生理、心理和社会背景因素研究所取得的重大进展，科学性、前沿性、实用性和可操作性强。依据评估与治疗宗旨，作者分四篇进行系统阐述，即性功能障碍分类、性功能障碍评估、性功能障碍治疗和其他重要议题讨论，涉及各种性功能障碍的一般描述、临床症状、发病率、病因、生物和社会影响因素，并对各类人群和夫妻的特异病例进行了富有启迪性的讨论。全书凝聚了作者及其团队的智慧，其新颖性表现在：为我们构建了一个可对性功能障碍进行全面评估的先进诊疗体系，综合考虑医学和心理社会因素，更加注重生物-社会-心理评估；及时融入最新医学和心理学治疗进展；运用同行认可的认知行为心理学研究成果；案例资料全部更新，贯穿每一章节。

总之，《性功能障碍评估与治疗指南》为读者解决各种性功能难题提供了合理化建议，为临床医师实践和培训工作提供了最佳方案，为夫妻咨询或行为医学课程提供了宝贵经验，是当前性功能障碍治疗领域内不可或缺的教程。

本书不仅适合初入职场的从业者,亦适用于经验丰富的临床专家,同时也可作为人们追求和谐性生活的帮手。

最后,特别感谢李莉荣女士十年如一日的理解与支持,她让生活变得简单而充实。

由于本人能力有限,翻译过程中难免存在不足,敬请读者斧正。

陈俊汇

2023 年 9 月

致 谢

　　我们要特别感谢 Guilford 出版社的 Jim Nageotte 先生,感谢他在整个出版过程中的耐心、鼓励与指导。由于他的锲而不舍,新书得以付梓。

　　我们同时想把这本书献给一些特别的人。John 想把这本书献给 Linnea 女士,她无私的爱和纯粹的快乐让每一天都显得非常充实,相濡以沫使生活变得更加美好;John 也想把他的成功归功于他的父母——Blanche 和 Joseph,父母的言传身教,为他树立了为理想而奋斗的榜样;此外,John 还要感谢他的姑妈 Nell,是她在 John 的心中播下了求知若渴的种子。Risa 想要把这本书献给 Amy 和 Dan,他们早期在临床研究实验室一起学习、充满欢声笑语的日子,使得 Risa 能够全身心地投入该书的编写工作;Risa 还想将这本书献给她的父母,感谢他们长久以来的理解和支持;最后,Risa 将本书献给 Matt 先生,因为他是她一生的挚爱。

目 录

第二篇　性功能障碍评估

Assessment of Sexual Dysfunction

第三篇　性功能障碍治疗
Treatment of Sexual Dysfunction

第十三章　生物医学因素的治疗　　　　　　　　　　119
Biomedical Treatment

第十四章　心理-社会因素的治疗　　　　　　　　　　126
Psychosocial Treatment

第四篇　其他重要议题
Other Important Concerns

第十五章　性功能障碍安慰剂效应与非科学治疗　　　　161
The Placebo Effect and Nonscientific Treatment of Sexual Dysfunction

第一章

概　述

Overview

　　《性功能障碍评估与治疗指南》出版第二版时，我们曾指出："过去 20 年，人们对性行为的兴趣与日俱增。"现在，又一个 20 年过去了，这种"兴趣"仍有增无减。不仅如此，许多学科领域内的新理念，为我们评估和治疗性功能障碍增添了更多的技术支撑。其中，绝大多数贡献，来自泌尿外科和认知行为心理学的发展，当然，也不乏妇科、初级保健、心血管、进化心理学、神经科学、流行病学和人类学发展所带来的裨益。"性医学"（sexual medicine）一词，结合医学实践和心理学内容，更好定义了当今科学的发展状态，反映了许多亚专业学科的水平。然而，"性医学"一词的运用也遭到不少批判者的质疑，他们担心此领域过度医疗化，更注重性功能的诊断、治疗，而忽略人类性学议题中固有、复杂性问题的处理（Tiefer，2007，2009）。因此，这次再版（第三版）时，我们针对性地为读者介绍所有领域内相关发展，以便在当前评估和治疗男、女性功能障碍，同时引入 Berry（2013）提出的"生物-心理-社会"治疗模式。这一模式强调了性行为的多维度和多因果性，要求在心理和生物的融合层面上，进行性功能障碍的全面治疗（McCarthy 和 McDonald，2009b）。

　　现在，我们较以往更清楚地认识到，性功能障碍治疗是一个多学科整合的领域。尽管某些性功能障碍的形成可能是纯医学或纯心理病因的，且可能受益于特异医学或心理干预，但大多数案例仍需要多学科评估，以便实施特异和有效的治疗。即使某种性功能问题被诊断为纯医学或纯心理病因，最佳治疗策略也可能是医疗和心理共同干预的模式。例如，前列腺癌术后罹患勃起功能障碍的患者，就可能对心理辅导方式极其敏感，在伴侣双方接受性行为改变事实的基础上，我们可给予维持甚至增加性亲密（sexual intimacy）的治疗。另一方面，某些无任何医学疾患而罹患勃起功能障碍的年轻男性，在针对他们自信心和性行为策略的心理治疗过程中，也可能受惠于磷酸二酯酶（phosphodiesterase type 5，PDE－5）抑制剂〔西地那非（万艾可）、他达拉非（希爱力）、阿伐那非或伐地那非（艾力达）〕的辅助治疗。目前，我们难以想象，任何一项人类疾患的评估和治疗能如性功能障碍一样，可从一系列多学科治疗中获益。因此，为使性功能障碍的评估和治疗效果更加全面和有效，我们提倡遵循 Binik 和 Meana（2009）提出的"多学科并存方式"。

　　Binik 和 Meana 认为，理想治疗方式应是不同学科间协调和并存的状态，是在"系列多学科方式"基础上的进一步提高。必要时，从某一专业转至另一专业进行治疗，并在特定问题解决后再转回。"多学科并存方式"推行的是持续不间断地协调与合作。虽无对照性研究支持，但实践经验表明，这种治疗方法行之有效，可缩短总体疗程数月以上。此外，这一模式还有助于提高患者的依从性及其身心投入程度。其中一部分原因，是他们极易受到性功能问题的困扰和打击，治疗过程中任何阻碍或减缓的因素，都有可能使其放弃治疗。

　　如今，一些男性健康中心已经采用"生物-心理-社会模式"进行"多学科并存"的治疗，为男性性功能障碍的诊治带来了福祉。通常，中心人员设置包括 2 名心理医师、2 名初级保健医师、3 名泌尿外科医师、3 名医疗助理和各种辅助人员。目前，这种全面治疗中心虽为数不多，但我们相信，不久的未来，它将成为一种标准的治疗模式。

一、医 学 新 进 展

　　本书第二版时，西地那非（万艾可）曾一度被学界认为是一种前途光明的治疗勃起功能障碍的新型药物制剂。自 1998 年 3 月 27 日万艾可投入使用以来，其他药物制剂也接踵而至：2003 年 8 月 19 日发现了伐地那非（艾力达）、2003 年 11 月 21 日批准了他达拉非（希爱力）、2012 年 4 月 27 日又通过了阿伐那非（Stendra）。除以上 3 种片剂，艾力达亦有一种舌下含服药剂，其吸收效果更快，2010 年 6 月 18 日它被批准使用，称为盐酸伐地那非（Staxyn）。对希爱力而言，科学家发明了一种低剂量的日用型片剂，方便使用。这些不同制剂的相继出现，为我们的诊断和治疗拓宽了思路、增加了可选择方式，使得治疗更加有效。

近 20 年来,除了 PDE - 5 抑制剂可选择性的不断增加,睾酮替代方式的治疗也取得长足进展。尽管睾酮治疗勃起功能障碍和性欲望低下已有 75 年以上历史(David,1935),最近学界又对激素替代治疗模式产生浓厚的兴趣,开发了许多新型和有效的"药物传递系统",并投入使用。现在,睾酮已可通过肩部凝胶注射方式或上臂内填充器植入方法进行每日给药。2008 年,美国 FDA 批准了睾丸素的使用,即通过外科手术将一颗小弹丸植入皮下,有效性可达 3~6 个月。与其他药物传递系统不同,睾丸素没有转移至妇女和儿童的风险。

近 20 年来,PDE - 5 抑制剂和睾酮替代方式一直主导男性性功能障碍的治疗。与此同时,女性性功能障碍虽然取得相应进展,相对男性而言却疗效不显著,因而未引起大众和媒体的关注。当然,皮下睾酮给药方式治疗停经女性性欲望低下功能障碍,亦取得一定疗效(Buster 等,2005;Simon 等,2005)。此外,Meston 等(2008)发现,银杏叶提取物对女性性欲望低下有一定效果。目前,尽管这些治疗方式并未赢得大众青睐,并未得到令人信服的研究结果支持,但却代表了当前科学家的努力成果和未来希望。

近 20 年来,随着医学的不断发展,我们对代谢综合征和心血管疾病在男、女性功能障碍发病机制中的重要性也有了更深入的认识。半个世纪以前,学者对代谢综合征已有明确的定义:腹部肥胖、血脂异常和高血压(Haller,1977;Singer,1977)。由此,代谢综合征与男、女性功能障碍之间的关系已成为我们关注的焦点,常规用于性功能障碍的筛查和总体治疗方案的评估(Esposito,2005;Meuleman,2011)。如果性功能障碍男、女患者符合代谢综合征诊断标准,我们会鼓励他们改变饮食结构、减轻体重和锻炼,并以此作为性功能障碍总体治疗的一部分。

不仅如此,我们也更清楚地认识到心血管疾病与男性勃起功能障碍之间的相互关系(Jackson,2009;Miner 和 Kwritzky,2007)。其实,勃起功能障碍可能是未来心血管事件的一种早期预警,因为阴茎动脉是男性血管系统内的最小动脉,最容易受到心血管疾病的侵袭。基于两者之间的关系,我们通常建议罹患勃起功能障碍男性进行心血管系统的筛查,了解其总体血管健康状态。不难理解,血管疾病的评估和治疗也成为男性性功能障碍治疗的一部分。

此外,另一项医学新发展,当属前列腺癌术后阴茎康复(penile rehabilitation)的践行。目前,尽管机器人手术和"保留神经"(nerve sparing)手术方式不断完善,但几乎所有男性前列腺癌术后都将经历一段时间的勃起功能障碍,短者数月,长者可至 2 年或更长,直至阴茎勃起部分或完全恢复。其中,有些患者甚至根本不能恢复而需借助药物或外科手术维持阴茎勃起。而且,前列腺癌术后阴茎处于持续松软状态,容易受到血流氧化作用降低所致永久损伤的影响,如阴茎纤维化(瘢痕)、弹性丧失和缩短,等等。目前,学者已基本达成共识:泌尿外科医师要求患者分别在术前和术后 3 个月进行阴茎康复训练。同时,可结合 PDE-5 抑制剂使用、血管活性尿道凝胶给予或血管活性药物注射,以达到刺激阴茎组织血流的目的。当然,我们还需重视夫妻治疗效度,即增加夫妻亲密和性愉悦感,而不是仅考虑性交的作用(Alterowitz,2004)。

二、医学之外新进展

性功能障碍的评估和治疗,在多学科发展中受益。除了技术和治疗模式上的改进,我们对人类性活动的认识也随着其他学科的发展而不断提高,如流行病学、人类学和进化心理学等。同时,评估和治疗过程中将与这些学科相关的准确信息告知男、女性功能障碍患者,也显得非常重要,已成为大多数治疗模式的主要内容。治疗师或医师向忧虑患者宣教与年龄、性别或功能相关的标准性行为知识,也是研究人员长期研究、观察所得的一项研究成果。因此,在过去 20 年科学研究的基础上,我们在第三版中增加了更多的新内容。

当然,性功能障碍心理治疗的某些特殊领域,也取得相应进展。我们非常同意 Binik 和 Meana 的观点:若将现在开展的性功能障碍治疗称为"性治疗"(sex therapy),是不准确且有误导之嫌的。其实,性功能障碍心理学治疗还应涉及某些特殊内容,如认知行为治疗(cognitive-behavioral therapy)或体内脱敏法(in vivo desensitization)。而且,没有一个真正性治疗的学科能够仅以描述性理论为基础。我们认为,所谓的"性治疗",应是信息提供和治疗手段应用的完美结合,以达到治疗性功能障碍和解决众多诱发性因素的目的。但是,尽管受到各种定义和各样程序的限定,"性治疗"一词仍被普遍地使用。在此,我们并非劝阻使用此词,而是提醒诸位注意它某种程度上的不准确之处。

其实,并不存在任何特殊的性治疗学科。过去 20 年,性功能问题心理学治疗重大进展之一是最具代表性的认知行为治疗,它主要用于性功能障碍脆弱性的治疗(Nobre 和 Pinto-Gauveia,2006a,2006b;Gomes 和 Nobre,2012),已有学者通过结果研究证实了这种方法对特殊人群的有效性(LoFresco,2011)。

此外,其他领域知识库也极速扩增,如手淫行为(Gerressu,2008)、年龄与性活动(Kontula 和 Haavio-Mannila,2009)和糖尿病与女性性功能(Giraldi 和 Kristensen,2010)等成果,不胜枚举。全书中,我们将详细介绍那些扩增我们知识库、能够更好诊治患者的相关研究。

除了上述性功能障碍治疗特殊手段的增加和人类性功能相关知识库的扩展,过去 20 年也见证了前所未有的治疗勃起功能障碍的大众传媒营销活动。万艾可、希爱力等药物电视广告,不仅加深了我们对勃起功能障碍的认识,同时也引导所有性功能障碍治疗的正规化。互联网充斥着各种性功能障碍的众多信息,我们无不被其淹没。遗憾的是,普通大众尚难以从中辨别真伪甚至可能因此遭受伤害。例如,某些网站,是专门为那些不自信、无戒心和一心想增长阴茎的男性而设立。增长阴茎技术,往往被一些所谓的"专家"大力吹捧和证明有效,但实际结果却是虚假和伤害身体的。

值得欣慰的是,如今诊治性功能障碍的医师所面对的患者知识更加丰富,对治疗也很有主见。得益于互联网知识的普及,这些寻求治疗的患者可能对某些错误观点熟读在心。因此,这要求当前治疗性功能障碍的健康人员必须做到知识的及时更新。

三、当前诊断体系

此前,尽管已有学者提出多种性功能障碍的诊断方式(Schover 等,1982),但最常采用的仍是美国精神医学会制定的《精神障碍诊断与统计手册》(*Diagnostic and Statistical Manual of Mental Disorders*,DSM)。该手册的制定,旨在帮助精神健康从业人员诊断和治疗所谓的"精神障碍"(第一版 DSM 颁布于 1952 年,随后分别在 1968 年、1980 年、1987 年、1994 年和 2000 年更新,最新一版为 2013 年更新)。虽并非专门为"性治疗师"而设计,但手册中包含了最常见性功能障碍的诊断类型和标准。

DSM-Ⅳ-TR(text re vision;修订版)中,列举了 10 项主要性功能障碍的诊断类型:性欲望低下功能障碍(包括男性和女性)、性厌恶功能障碍、女性性唤起功能障碍、男性勃起功能障碍、女性性高潮功能障碍、男性性高潮功能障碍、过早射精、性交疼痛、阴道痉挛和药物诱导性功能障碍。所有 10 项 DSM-Ⅳ-TR确定的功能障碍,又可进一步按照两个维度进行分类:首先,功能障碍可分为

"终身"(lifelong)(亦称为原发)或"获得性"(acquired)(亦称为继发);其次,功能障碍又可分为"普遍"(generalized)(即所有性状况和所有伴侣)或"境遇"(situational)(仅限于某种情况和某些伴侣)。学者认为,这种区分方式对于确定性功能障碍的病因和治疗非常重要。虽在以前版本基础上已有很大改善,但 DSM-Ⅳ-TR 仍不够完美。其最主要缺陷在于大多数性功能障碍类型的诊断标准仍然存在一定的内在主观性,如"最低性刺激"(minimal sexual stimulation)或"正常性兴奋"(normal sexual excitement),就很难进行临床判断。

尽管如此,DSM-Ⅳ-TR 分类标准继续在专业杂志、多数健康专业人员和保险公司中广泛使用。需要提醒的是,性功能障碍的治疗,不在大多数保险公司规定范畴之内,与焦虑症或抑郁症略有不同。

DSM-Ⅴ 的制定工作,始于 2006 年,由 David Kupfer 博士任特别工作组主席、Darrel A. Regier 博士任副主席。整个过程中争议不断,不便在此一一列举。感兴趣读者可上网查询"DSM-Ⅴ争议",即可了解更多信息。DSM-Ⅴ旨在精神健康问题研究新进展的基础上进一步改良,最终消除某些诊断上的分歧,从而制定最新标准。本书遵循 DSM-Ⅴ 标准,同时简单提及与 DSM-Ⅳ-TR 不同之处。目前,学者发表了许多有关新型性功能障碍分类的诊断标准,2011 年 4 月在《性行为档案》(*Archives of Sexual Behavior*)杂志上,对所有相关问题进行了简明扼要的回顾,表 1-1 也对 DSM-Ⅴ 与 DSM-Ⅳ-TR 之间的变化进行了总结。

表 1-1　DSM-Ⅴ 与 DSM-Ⅳ-TR 诊断分类的比较

DSM-Ⅳ-TR 分类	DSM-Ⅴ 分类
男性勃起功能障碍	勃起功能障碍
女性性高潮功能障碍	女性性高潮功能障碍
男性性高潮功能障碍	延迟射精功能障碍
过早射精	过早(早期)射精
女性性唤起功能障碍	女性性兴趣/唤起功能障碍
性欲望低下功能障碍(男性和女性)	男性性欲望低下功能障碍
性交疼痛;阴道痉挛	生殖道-盆腔疼痛/插入功能障碍
性厌恶功能障碍	(现归类为特定恐惧症)
药物诱导性功能障碍	药物/服药诱导性功能障碍

通过以上比较可以看出，现在学者将女性性唤起障碍和性欲望低下障碍归类为单一的女性性兴趣/性唤起功能障碍，性交疼痛和阴道痉挛归类为单一的生殖道-盆腔疼痛/插入功能障碍。此外，将整个性厌恶障碍一类去掉，归类为特定恐惧症。随后，我们将在每种功能障碍中进一步讨论上述改变的原因。

性变态、性功能障碍和性不满

DSM诊断体系，包括性变态[如性欲倒错（paraphilia）]及性功能障碍。性欲倒错是个人受到反复、强烈性冲动和性幻想困扰所致的一种功能障碍，其主要特征为：① 以非人类为对象（如恋物癖）。② 致使自己或伴侣痛苦或羞辱（如受虐狂、施虐狂）。③ 未征得伴侣同意（如恋童癖、暴露癖和性摩擦癖）。然而，有关性欲倒错的评估和治疗不在本书范围之内[感兴趣读者可参阅《性行为档案》（*Archives of Sexual Behavior*），2010，Vol.39，No.2，pp.304－426；Kafka，2000；Laws，1989；Laws和O'Donohue，1997；Wincze，2000]。

有关性欲倒错或非典型性行为（atypical sexual behavior）（未达到性欲倒错标准）的知识，对于我们评估和治疗性功能障碍很重要。有时候，非同寻常的性喜好（sexual preference）或性刺激（sexual stimulus），可能是男、女性功能障碍的根源所在。夫妻性活动中，一并治疗或控制伴侣的非典型性行为，可能是性功能障碍治疗的重要部分。同时，治疗过程中治疗师必须知晓和正确对待非典型性行为，以便更好地为患者服务。

性功能障碍诊治过程中，除了探索、理解和接受患者非同寻常性实践和喜好外，治疗师还应懂得和理解，并非每个人都会因为性功能障碍而担忧或忧虑。事实上，DSM-Ⅴ中还包含了忧虑和（或）损害的诊断标准。

因此，一个人可能"性功能障碍"，却不一定不满意。在调查100位幸福结合的异性恋夫妻后，Frank等（1978）在《新英格兰医学杂志》发表了一项里程碑式的研究结果。报道中，研究人员解释了受试者性功能障碍的发病率及其与性满意度之间的关系。尽管80%以上夫妻报道婚姻和性关系幸福和满意，但40%的男性却仍然患有勃起功能和射精功能障碍，63%的女性存在性唤起和性高潮障碍。更令人吃惊的是，性功能障碍的数量与总体性满意度之间并无明显内在联系，这些结果已被Nettelbladt等（1979）在欧洲完成的另一项类似研究所证实：在一项涉及58位已婚瑞典男性的调查中，学者发现，性功能障碍与性满足之间并非明显关联。

实证研究结果表明,性健康不仅是完整生理功能和典型性功能(如性欲望、性唤起和性高潮阶段)的反映,还是许多文化背景下丰富人际关系的体现,包括尊重和信任、开放式沟通和各种相互关系的承诺(这并不是说其他性行为方法是错误的,它只是描述了性满足的最大化条件)。只有在个人心理、神经、激素和血管系统完整无损的情况下,才最有可能达到这种性健康状况。现有诊断体系,由于仅专注性"功能"而未涉及性健康的丰富内容,因而受到许多学者的批评(Schover 等,1982;Szasz,1980;Wincze,1982)。尽管如此,大多数科学实践者发现,DSM 分类体系有助于学者之间进行学术沟通、交流信息和制订策略。事实上,得益于这种诊断系统的正确运用,研究人员才能够进行流行病学研究,准确了解性功能障碍的发病情况。

四、性功能障碍发病率

最近,随着药物疗效的不断提高,人们对性功能障碍的兴趣也急剧增加。我们认为,性功能障碍是普通人群中普遍存在的一种心理障碍。Simons 和 Carey (2001)指出,尽管性功能障碍尚未纳入大规模流行病学研究,但 1990 年以来学者完成的许多实证研究,为我们提供了大量的性功能障碍的翔实数据。然而,由于各种研究之间方法学、诊断标准和样本数量上的差异(例如,糖尿病临床中心收集的数据不能与普通人群随机获得的进行比较),使得我们比较研究结果时产生一定的误判。但是,普通人群中大多数性功能障碍的发病率,仍是相对确定的。社区调查发现,当前男性性高潮功能障碍的发病率为 3%、勃起功能障碍的发病率为 5%、男性性欲望低下功能障碍的发病率为 3%、女性性高潮功能障碍的发病率为 10%,以及过早(早期)射精的发病率为 5%,等等(Simon 和 Carey,2001)。以上这些发病率数据,与此前社会工作者、心理治疗师、精神病专家及初级保健师和内科医师报道的性功能障碍数据基本相符。

五、性功能障碍病因

为了有效治疗性功能障碍或不满意,了解性功能障碍或不满意是如何形成的是有帮助的。遗憾的是,至今,我们对性功能障碍病因的认识仍不完全,各种知识更多源于临床观察而非控制良好的研究,与大多数疾病和精神病理学的研究不同。因而,我们必须认识到,这些"准实验"(quasi-experiment)研究方法学的局限性,谨慎判断并不断收集新的临床和研究数据。

谨记这些注意事项,我们仍有信心对性功能障碍的病因做一般说明。

(1) 大多数情况下,性功能障碍的形成是由多因素决定的。也就是说,通常不会存在单个因素,而是一系列复杂因素诱导所致。这一共识,有助于我们解释为什么性功能障碍的治疗方法必须个性化,治疗模式必须不拘一格、兼收并蓄(Lazarus,1988),或者面向广泛而不是狭隘局限、教条生硬(LoPiccolo 和 Friedman,1988)。

(2) 就多因素条件而言,可将性功能障碍病因分为 3 种时间范畴,以便更好地交流(Hawton,1985)。首先,"诱发"因素,即出现在生活经验之前(如儿童性创伤)并具备继承特性(如糖尿病),由此容易罹患某种类型功能障碍。这些诱发因素,使得个人处于风险边缘。诱发因素虽然是必需的,但并不足以构成性功能障碍。其次,"促发"因素,即与生活事项和经验相关的、可引起症状或功能障碍的因素,如工作方面形成的心理压力。促发因素,往往是"压倒骆驼的最后一根稻草"。最后,"维持"因素,即持续存在的生活环境或身体状况,使得性功能障碍继续维持,如缺乏私密性、表现性焦虑等。

(3) 为了启发性目的,可将病因分为 3 种人体系统或参考框架。首先,与生物或医学内在相关的病因。例如,中年男性糖尿病患者阴茎微血管病变(如小血管疾病),可导致勃起困难。同样,绝经女性激素变化亦可导致女性阴道干燥和性交疼痛。其次,心理性病因。现实生活中各种干扰因素(如妄想症)、抑郁和严重焦虑症,以及与身体形象有关的消极观点和表现性焦虑(害怕负面评估、谨小慎微或排斥)等,均可导致性功能障碍。最后,与个人社会背景相关的病因。两人互动关系中,个人沟通技巧贫乏、地位不平等,亦可导致性功能障碍。更高的社会文化层面上而言,性角色或宗教禁行令止,也会对性功能产生一定的影响。此外,还需清楚认识到性活动环境的重要性,如私密性缺乏、宠物出现和各自不同的工作时间表,均可在某种程度上干扰个人性功能的正常发挥。

总而言之,我们认为,大多数性功能障碍病因是由多因素决定的,涉及某一具体时间、空间内的生物、心理和社会因素的综合作用。因此,健康专业人员的主要挑战是梳理众多致病因素,知晓性功能障碍的复杂形成过程。随着对病因学认识水平的不断提高,我们可通过正确和可靠的评估,有效治疗性功能障碍。

六、评估和治疗

依据评估和治疗目的,本书分为四篇。

第一篇,按照 DSM-Ⅴ分类系统,描述每种功能障碍及其临床表现。描述方式依据 DSM-Ⅴ标准,临床表现为患者主诉。许多情况下,年龄不同时,患者性功能障碍的表现也会不一样。随后,我们讨论每种性功能障碍的发病率和病因,并采用临床案例方式进行阐述。

第二篇,讨论性功能障碍的评估模式,主要是医学和心理评估方式。此外,确定所有评估方案中的常见方式,以及每种性功能障碍的具体方法。

第三篇,讨论性功能障碍的医学和心理治疗模式。与第二篇一样,确定所有评估方案中的常见方式,以及每种性功能障碍的具体方法。然后,讨论夫妻治疗和个人治疗策略。

最后,第四篇,讨论性功能障碍治疗过程中存在的隐患,以便从事性功能障碍评估和治疗的健康管理专业人员能够更好地面对患者,解除他们的疾苦。我们必须清楚地认识到,目前,性功能障碍的治疗仍处于尴尬境况——尽管一些药物有望治疗性功能障碍,但某些"利益之徒"却另辟蹊径而适得其反,消费者仍然对这些庸医趋之若鹜。为此,我们亦将讨论,如何正规培训健康专业人员的问题。

全书中,首先,我们大力提倡生物-心理-社会的健康管理模式。早在 1977年,已有学者提出这方面健康管理专业人员的培训问题(Engel,1977),对于性功能障碍的评估和治疗具有极其重要的意义。为此,我们必须始终与当前学科发展保持一致——不仅在各自专业领域,同时也涉及其他相关学科。

其次,我们将不断致力于健康管理培训和输送的科学家-实践者(scientist-practitioner)模式的探索。作为一种美国心理学会提出的主要培训方式,它曾一度被人误解、误用并受到批评。但我们以为,这种模式其实是要求临床医师在实践中时刻保持与当前科学发展同步,并采取一种实证检验方式对待自己的工作,随后我们将逐一讨论相关"要求"。近几十年来,虽然性功能障碍的诊疗领域发展迅速,仍然争议不少。因此,我们必须做到与时俱进。例如,就某些性功能问题而言,既有新的有效药物涌现,又有其他医学干预手段可供选择,这要求临床医师在治疗诸如勃起功能障碍过程中必须知晓 PDE-5 抑制剂和其他医学方法的优缺点。选择一种科学方法治疗性功能障碍时,医师必须做到严谨、反复评估和自我评价(Barlow,1984;Carey,1984)。科学的方法,对于人类性活动这种充满争议和有待深入研究的领域,显得尤为重要,因为当前各种猜想、主观臆断甚至歪曲信息,依然大量充斥其中。科学家-实践者模式,使我们能够认识到对当前"知识"进行批评的必要性,这在极易受到各种潜在有害信息干扰的领域内更加弥足宝贵。

再者,我们相信,历史上种类繁多的性实践和性取向,多被错误地标定为精神疾病、性欲倒错或性功能异常。因此,除了一些明显异常的性行为(如未经伴侣同意的强迫性性活动),我们切勿对那些不被文化传统接受的性活动,做出断然"正确"或"错误"的价值观判断。相反,我们需要通过个人性活动的持续观察和研究,不断提高对人类性表达丰富性和多样性的认识。当然,如果我们的观点失之偏颇,请理解这并非本意,它很有可能是因为我们当前认识能力不足或难以准确表达。其实,我们的初衷,并非如此。

最后,我们想鼓励所有专业人员坚持相关学科的伦理准则。由于专业培训属于心理范畴,我们建议最好遵循美国心理学会制定的指南。更多信息,可从《心理学家伦理原则案例集》(美国心理学会,1987)中查询,或从各行业认可的标准中查找。

七、书中案例演示

性功能障碍治疗过程中,健康管理专业人员可能会对当事人的性取向、文化和伦理背景、宗教信仰非常敏感。因而,我们建议不要采用一种敏感的判断方式对待患者。性功能障碍治疗过程中,我们时常遇到个人信仰或文化传统与性目标相冲突的情景。所有案例中,我们尽可能理解患者宗教信仰的重要性,以及他们如何达成自己的愿望。如果个人的性目标与其信仰相冲突,我们需要在患者同意的前提下,详细询问他们的传统文化或宗教信仰。例如,作为性治疗的一部分,色情刺激或手淫训练虽对某种性功能障碍的治疗合理和有效,但却可能与其宗教或文化信仰相违背。此时,性功能障碍的治疗,最好在不违背其宗教或文化信仰的情况下完成。如果治疗方式仍不能得到个人文化或信仰的认可，即使有效，也只能更换。

　　需要说明的是，案例介绍过程中，我们尽可能屏蔽人口统计信息，以免患者的身份信息被泄露。当然，性功能障碍诊断或治疗模式的重要性并不会因此而改变。

第一篇
性功能障碍的分类
The Sexual Dysfunctions

第一篇将讨论 DSM - V 和表 1 - 1 中提及的 7 种特异性功能障碍。所有性功能障碍的类别，均由其特异性症状决定，并参考了相关标准，例如，"这一问题导致明显的临床忧虑或障碍""性功能障碍的形成，不是由与性无关的精神障碍、物质滥用/药物服用、其他医学疾患、严重人际关系冲突（如伴侣暴力）或其他重大压力和因素所致"。尽管临床上必须表现出非常特异的症状才能满足性功能障碍的临床诊断标准，但临床实践中许多主诉症状并未达到 DSM - V 正式诊断标准的就诊患者，依然受到性功能问题的严重困扰。因此，我们将介绍和讨论因受到各种问题困扰而寻求帮助的患者，不论他们的症状是否达到严格的 DSM - V 诊断标准，因为每位临床医师面对的性功能障碍患者经常症状不特异、表现不典型。

第二章

勃起功能障碍

Erectile Disorder

一、描述和临床表现

勃起功能障碍(erectile disorder, ED),是所有性功能障碍中最为人们熟知和研究最多的一种疾患。Rosen 等(2014)指出,近 20 年以来,勃起功能障碍已成为深入科学研究、引起公众兴趣和广泛商业推广的焦点。随着万艾可和其他 PDE－5 抑制剂的相继问世,全世界 1 亿以上男性都曾服用过 PDE－5 抑制剂,许多网站也专门为介绍 ED 信息及其评估和治疗指导而建立。新版 DSM发行后,我们对性功能障碍的认识不断增加,其诊断水平的可信度和有效度也迅速提升。Segraves(2010)系统性回顾了 DSM 诊断的变化过程,认为 DSM－Ⅴ考虑了 ED 的严重性和持续性。具体地说,Segraves 认为,症状持续必须达到最低 6 个月的时间,至少有 75％的发生率,才能达到 ED 诊断标准。事实上,DSM－Ⅴ也采用了这些相应指标,具体情况详见 DSM－Ⅴ(美国精神医学会,2013)中男性勃起功能障碍的诊断标准(302.72)。

对于 ED 男性患者而言,他们描述自己问题的方式各不相同。对某些男性而言,可能是阴茎不能勃起,另外一些则是难以保持勃起状态。当然,也有一些男性能够且可保持阴茎勃起,却感到力不从心或集中力不如以前。不论阴茎勃起困难的方式如何描述,男性通常会表现出一定的情感问题,轻则沮丧,重则忧虑,甚至会产生自杀的想法。与老年人群相比,年轻的 ED 患者更容易感到性痛苦(Rosen 等,2014)。

我们曾经遇到一些主诉 ED 的男性,几周的就诊时间内他们其实仅有一次勃起功能异常。然而,尽管问题描述非常简单,这些男性与那些接受正规治疗的患者一样心烦意乱。另一方面,有些 ED 患者会告知,数年时间内,不论怎么努力,都不能勃起。根据经验,除非存在非常具体的抑制勃起功能的医学疾患,男性极少出现完全不能勃起的状况。很多时候,男性患者报道某些情况下不能勃起或部分勃起、难以插入阴道和射精。或者说,虽然能够完全勃起,却由于勃起时间太短而不能够插入和射精。对某些男性而言,阴茎勃起消肿非常快,数秒内便疲软。其他男性则报道,仅在非性交刺激情况下阴茎完全勃起,如手淫或夜间快速动眼期(rapid eye movement,REM)睡眠状态。我们认为,男性阴茎消肿速度和坚硬程度,可能与个人生理因素的严重度有关(将在"三、病因"部分进一步讨论)。

由于勃起功能障碍,男人时常感到窘迫、灰心、抑郁,因而避免各种性接触。由此,许多男人尝试各种不同"丹方",如乙醇(酒精)、药物甚至与另一伴侣交往等,却收效甚微。这些自助策略失败的部分原因,可能是由于自慰或婚外情时条件不太理想。也就是说,尽管他们也能采取与伴侣相处时的风格,即一种自我要求方式去"表现",但自慰多是抱着"成功与否"的心态而非性欲望驱动下的体验,注意力焦点多在阴茎反应而不是性欲刺激。

同样,婚外情时男性不仅会感到内疚,他与新伴侣的性活动仍然会关注自己的表现结果,往往难以享受放松、无拘束的性活动。与其说是享受快乐,还不如说是感受压力。有趣的是,当某些男人与一位"并不在意(随意的)"的伴侣在一起时,多可正常发挥。然而,对于那些与不同伴侣有过失败经历的男性而言,再次性爱体验有可能又是一次打击,最终导致他们远离所有情色刺激。我们了解到,某些长期 ED 患者,刻意对性感女性视而不见,对色情电视节目避而远之。因为,一想到性,他们就会联想到自己的 ED,从而倍感挫折和沮丧。

ED 患者另一特点,是大多数男性似乎总认为自己会勃起失败,更不必谈那些不利于性唤起的性活动了。例如,当男性的伴侣非常挑剔、不性感或完全对性不感兴趣时,他们往往认为是由于自己勃起功能障碍所致,并未考虑其他原因。这些时常自责的男人,总是相信这样一种"性"迷信:男人应该在任何时候对性感兴趣,并总是可以应对自如!

二、发 病 率

早在 1974 年,Kaplan 就曾预计,50%的男性将在其生命进程中某一阶段感到勃起困难(Kaplan,1974)。据估计,某一特定人群,ED 的发病率在 1%

(Wei 等,1994)至 86% 范围内(Prins 等,2002)。发病率变化幅度之所以如此之大,是由于不同研究方法学、研究对象、ED 定义的差异所致。尽管如此,研究结果表明,ED 仍是全世界范围内对男性影响最为深远的一种疾病。成千上万的男性接受过 PDE-5 抑制剂的治疗,媒体中也时常充斥着 ED 治疗的广告,以 ED 治疗为重点的临床中心也如雨后春笋般出现。

　　回顾 ED 发病率流行病学研究,我们很容易得出某种结论。其中,年龄便是一项重要影响因素。通常,年龄越高,ED 的患病风险越大。一项针对男性衰老的研究表明(Feldman 等,1994),约 10% 的 35 岁以下男性患有 ED,超过50% 的 60 岁以上男性患有 ED。同时,罹患某种特异性疾病时,如心血管疾病、糖尿病和代谢性疾病,ED 的发病率更高(Grover 等,2006)。最后,某些健康危险因素,如吸烟、肥胖和缺乏锻炼,也使得 ED 的发病率不同程度地升高(Rosen 等,2014)。

三、病　　因

　　相对其他性功能障碍而言,ED 的研究一直较为深入,我们对 ED 病因的认识也更深刻和全面。目前,ED 的概念,已完全超出曾经主导此领域的"器质性"与"功能性"的二分法理论。许多培训良好的专业人士认识到,大多数情况下获得性 ED 的形成,可能是更复杂的生物、心理及社会学因素共同作用的结果。

1. 生物学因素

　　生物学因素,又可分为直接和间接因素。间接因素,是指当前并未直接引起性功能障碍的任何医学因素。例如,慢性阻塞性肺疾病,不会直接导致性功能障碍,但患有此类疾病的男性在性活动过程中会感到力不从心、气喘吁吁,因担忧而导致勃起功能障碍;直接因素,如糖尿病、心血管疾病和睾酮水平低下,可直接影响个人性反应能力。抑制男性性唤起(阴茎勃起)的重要因素主要包括内分泌、心血管、神经和药理学等医学因素。其他因素,如外科手术(前列腺切除术)可直接影响男性勃起功能。所有直接导致 ED 的案例中,各种致病因素的损害作用不尽相同。某一因素(如糖尿病)对男性勃起反应的影响,或许甚微,或许完全抑制其勃起功能。最终结果,取决于男性年龄、疾病严重程度及其他合并症的情况。

内分泌功能失调,一直被认为是男性阴茎勃起困难的主导因素,这是由于早期研究中发现睾酮水平低下和勃起功能异常之间存在相关性(Werner,1939)。但也有研究表明,睾酮水平降低是否导致勃起功能障碍,尚不能得出确切结论(Jones,1985)。例如,许多记载显示,仅达到"青春前期"睾酮水平时,男性即可充分阴茎勃起(Davidson 等,1983;Heim,1981)。相对而言,研究男性性腺功能低下的学者报道,睾酮替代治疗确实可增加患者的自发性阴茎勃起次数(Salminies 等,1982)。而且,更精细分析提示,在以幻想为基础的性唤起、性冲动中,睾酮所起作用可能超过外在性刺激对阴茎勃起的影响(Bancroft 等,1983)。

此外,通过健康男性与 ED 患者的比较性研究,Schiavi 等(1997)报道:睾酮注射虽可增加正常男性性活动(性欲望)水平,但却不能提高其勃起能力。

睾酮水平低下时,由于性欲望水平降低,可能导致阴茎勃起困难(Rakic,1997)。前列腺癌患者术后服用 Lupron,人为降低睾酮水平时,往往导致患者性兴趣和勃起功能显著降低。因此,Lupron 也用于某些性犯罪罪犯的治疗,以达到急剧降低其性欲望和勃起能力的目的(Saleh 等,2007)。

然而,睾酮水平低下男性的激素替代疗法,并非总是可以逆转患者的勃起困难的。为评估哪些男性可受惠于睾酮替代治疗,Rakic(1997)研究发现,高水平黄体生成素(LH)和睾酮/黄体生成素(T/LH)比值较低的男性,激素替代治疗的疗效明显。此外,勃起困难渐进程度和年龄大小也与治疗效果有关。

综合考虑以上不同研究结果,大多数专家认为,尽管激素因素对性功能障碍的形成至关重要,但它几乎不可能是唯一或主要原因(Bancroft,1984;Schover 和 Jensen,1988)。最近,研究表明,当糖尿病患者总体睾酮水平低于 403.5 ng/dL 时,其 ED 发病率明显超过总体睾酮水平高于 403.5 ng/dL 的患者(Ghazi 等,2012)。因此,相对单一因素而言,糖尿病和低水平睾酮因素共同作用下,患者 ED 的发病率明显升高。

血管疾病,可对阴茎勃起功能构成严重威胁(Jackson,2009;Miner,2009)。由于阴茎勃起本身就是一种血管表现(例如,勃起是阴茎血流增加 3 倍条件下完成的),任何动脉(输入)或静脉(输出)系统的功能异常,均可导致阴茎勃起困难。各种类型血管疾病患者 ED 发病率的增加,就是最好的例证(Solomon,2002;Min 等,2006;Burchard 等,2001)。此外,越来越多的研究显示,ED 可能是一种血管疾病的早期症状(Chew 等,2010;Miner,2009),特别是年龄超过

49 岁的男性。

当然,神经系统疾病亦可导致勃起功能障碍。各种可能性病因包括大脑半球病变(如癫痫)、脊髓病变(如多发性硬化)、周围神经系统病变(如糖尿病和肾病)和创伤(如盆腔肿瘤手术或脊髓损伤)等。其中,最常见的是糖尿病性神经系统病变,使得阴茎勃起功能障碍的风险显著增加(Weinhardt 和 Carey,1996)。糖尿病性病变,不仅损伤男性神经系统,亦可影响其内分泌和血管系统,进而损害阴茎勃起功能。最近,一项回顾性研究中,Ertekin(1998)将糖尿病所致勃起功能障碍分为 4 种类型。

(1) 急性-亚急性勃起功能障碍,糖尿病间接相关。

(2) 慢性-进展型勃起功能障碍,糖尿病直接相关。

(3) 急性-亚急性勃起功能障碍,糖尿病直接相关。

(4) 其他因素所致勃起功能障碍。

每种类型阴茎勃起功能障碍的发病和进程各不相同。由于任何一种疾病都可能与勃起功能障碍有关,为准确评估患者性功能问题,我们必须详细了解他们的既往性活动史和其他非医疗因素。为此,Ertekin(1998)对糖尿病在男、女性功能障碍中的作用进行了简明扼要的回顾性分析。

一直以来,学者认为,血清内乙醇(酒精)水平升高可能对男性性唤起(阴茎硬度和性高潮表现)造成一定程度的损害(Cooper,1994)。但是,Langevin(1985)指出,短暂酒精摄入所致单纯生理效应对勃起功能的影响,往往难以确定,因为少量酒精摄入对性欲望的提升作用,可弥补其生理效应上的毁损。为了弄清短暂酒精摄入对勃起能力的影响,Cooper(1994)观察酒精对男性夜间阴茎肿胀(nocturnal penile tumescence,NPT)的干扰。采用 RigiScan 硬度仪测量方式,学者发现饮酒可抑制男性对象快速动眼期(REM),延迟 NPT 反应,但这一作用仅在酒精达到血清内较高浓度时才对阴茎勃起功能造成损害。虽然存在个体差异,总体上,酒精浓度轻度升高似乎并未损害男性阴茎勃起生理功能。事实上,有报道显示,少量饮酒甚至起到提高性唤起/欲望的作用。但是,这一结论可能与我们的期望值有一定关系,并无任何药理学机制支持(Roehrich 和 Kinder,1991)。毫无疑问,与性行为有关的短暂酒精摄入,是普遍存在的。Laumann 等(1994)研究发现,9% 的男性和 6% 的女性在其性行为开始前或性活动中,均"经常"饮酒作乐。

由于对身体确实有害,长期酗酒则极有可能造成性功能损伤。慢性酒精中毒可导致神经系统病理变化及睾丸和肝脏功能的损伤。对男性而言,睾丸和肝脏功能损伤意味着睾酮水平低下及男性乳腺发育(乳腺生长)。

　　Fahrner(1987)报道了一项在德国完成的、涉及116位男性的酒精治疗研究。其中,23位患者(20%)报道ED时常出现,26位患者(22%)报道ED频繁发作或持续存在。许多研究结果表明,慢性酒精中毒与ED的高发病率关系密切。

　　物质滥用对勃起功能影响的研究相对缺乏(Buffum,1986)。有人认为,海洛因使用者ED发病率为28%～43%,美沙酮(戒毒)使用者ED发病率为40%～50%(Segraves等,1985),均高于普通人群发病率。其他经常滥用物质(如安非他命、大麻和可卡因)与ED发病率的数据尚不甚清楚,这可能由于这类物质的非法性,使得研究难以完成。因此,我们强烈建议,性功能障碍评估过程中必须考虑患者物质滥用的情况。

　　许多药物被认为是男、女性功能障碍的罪魁祸首(Crenshaw和Goldberg,1996)。其中,最常见的是抗忧虑药物。一项综述中,Margolese(1996)报道了各种抗忧虑药物对男、女性功能的影响。就性唤起而言,三环类和四环类抗忧虑药物对患者阴茎勃起和阴道润滑反应的损害作用最明显,而选择性血清素再摄取抑制剂(selective serotonin reuptake inhibitors,SSRI)则以干扰患者性唤起为主,时常导致性高潮延迟出现。

　　抗高血压药物也与患者的勃起功能损害有关(Bansal,1988;Moss和Procci,1982;Papadopoulos,1989;Segraves等,1985)。目前,这方面研究为数不多。一项方法严谨的研究中,Rosen等(1994)前瞻性调查4种β受体阻滞剂(阿替洛尔、美托洛尔、吲哚心安和普萘洛尔)对30位健康男性性功能的影响。70天的观察时间内,受试者服用任何一种药物和安慰剂,通过NPT评估受试者阴茎勃起功能。研究结果显示,学者仅观察到轻度、临床效果不显著的阴茎肿胀降低现象。

　　其他抗高血压药物药理学研究表明,这类药物对人体性功能的影响亦不明显(Broekman等,1992;Morrissette等,1993)。同时,学者也未找到显著抑制勃起功能的药物(Rosen等,1994)。

2.心理-社会因素

　　最常见导致勃起功能障碍的心理-社会因素,是表现性焦虑(performance anxiety)。这一作用机制,最早由Kaplan(1974)与Masters和Johnson(1970)发现并确定，一直是大多数 ED 形成的一项重要因素。男性更容易体验这种表现性焦虑，因为男性性反应是可被观察到的事件，男性及其伴侣均知晓阴茎勃起状态。即使患者的初级原因是医学性质的，表现性焦虑仍可成为 ED 的主要或伴随因素。

某种程度上，"表现性焦虑"一词可能误导读者。因为，生理学意义上，焦虑可实际上起到促进性唤起的作用（Hoon 等，1977；Meston 和 Gorzalka，1996）。因此，更贴切的描述性词语，应该是"表现性忧虑"。不论表达如何，大多数男性或许在其生命进程某一阶段，都曾经历阴茎勃起失败。问题是，为什么有些男性未受到这种失败的困扰、未感受到这种忧虑，继续享受成功性行为，而另外一些男性却因某次 ED 而苦恼，并担忧随后性体验会大打折扣。此外，亦有一些男性，虽然未曾经历任何 ED 事件，却因担心其发生而逃避性活动。为解释这一现象，专家进行了许多临床观察和研究。被称为"现代性学之父"的 Havelock Ellis，首先对男性易受 ED 问题困扰的现象进行了机敏和深刻的观察。1906 年，在其巨著《性心理研究》中，Havelock 指出，患有勃起功能障碍的男子往往是那些"异常敏感性格"的人。尽管不清楚 Ellis 所谓的"异常敏感性格"是指什么，但最近学者研究似乎发现某些相似的因素。马萨诸塞州完成的一项男性衰老研究中（Feldman 等，1994；Araujo 等，2000），学者报道"顺从男性"（submissive men）似乎更容易形成表现性焦虑和 ED。

Barlow 及其同事开展的研究，对于我们认识与勃起功能障碍相关的心理因素具有重要的指导意义（Barlow 等，1983；Beck 等，1983；Sakheim 等，1984）。根据 Barlow 模型观点，男性之所以罹患勃起功能障碍，与其对性表现要求相关的认知-情感反应有关。性健康男性，多以一种积极的情感和期望方式对待情色刺激，因而能体验到性愉悦；ED 男性，时常以一种消极的情感和期望方式面对性情景，性行为表现也往往事与愿违。这种不同的情感和认知状态，可能在个人性活动过程中形成两种截然不同的注意力关注模式。也就是说，当患有勃起功能障碍男性预感到勃起困难，并且会令其伴侣失望或感受到其他消极结果时，他们可能将更多注意力放在担忧 ED 发生的事件上，而不是去欣赏伴侣的性感和迷人。这些患者经常想到的是"勃起总是难以实现""勃起不坚硬""伴侣认为我真的有点不对劲""如果不能再次坚硬勃起怎么办""伴侣是否会离开我"，等等，令其恐惧和不安。不可否认，这些都是许多 ED 患者性活动时脑海中反复浮现的画面。不难理解，这种对忧虑的过度关注，极可能导致患者阴茎勃起或维持勃起困难重重。

一系列构思巧妙的研究中，Barlow 及其同事比较经历勃起失败与无任何勃起障碍经历男性的个性特征，成为各种模型强有力的经验支撑。例如，研究人员反复、多次发现，与健康男性相比，性功能障碍患者在接触情色刺激前、后，更多地报道了一种消极情感（Abrahamson，1989；Beck 和 Barlow，1986a，1986b）。通过操控无 ED 男性的情感，学者得以直接研究消极情绪和情感的作用。通过一种"兴奋"情绪诱导以及随后的情绪控制状态，这些男性表现出明显的阴茎肿胀和主观性唤起；抑郁情绪诱导下，阴茎肿胀程度显著降低（Mitchell 等，1998）。同时，研究表明，期望值也可对男性性唤起产生一定程度的影响。实验中，研究人员检测无勃起障碍受试者观看相关视频过程中阴茎肿胀情况。其中，半数男性被告知阴茎勃起反应的假负反馈信息（bogus negative feedback），即"你的阴茎勃起不如普通受试者坚硬"。研究结果显示，这些男性可能在随后性刺激过程中产生一种勃起能力期望值水平低下的反应，具体表现为第二次情色刺激时阴茎肿胀程度显著降低。

Barlow 模型是一种反馈模型。由于男性都曾有过性功能异常的历史，这可能导致他们下一次性活动时采取一种消极情感和期望值方式，注意力集中于非色情线索（nonerotic cues），且性唤起水平降低。因此，这种模型可以解释为什么某些男性会持续勃起功能障碍。而且，Barlow（2000）想找到一种方法，检测这种反馈环是如何形成的。学者认为，许多情况下（如疲劳、压力），男性可能经历某种正规场合下的勃起困难。对这一勃起困难的解释和归因，即可对男性未来的性活动产生重要影响，他们是否会以一种消极情感和心情应对。

一项健康男性的研究中，Weisberg 等（2000）在受试者观看色情视频时记录了反映其阴茎肿胀变化的主观性唤起和生理指标。同样，受试者被告知阴茎勃起反应的假负反馈信息，即性反应未达到正常水平。同时，半数男性被告知，这种不良表现是因为视频质量问题（外部归因），半数男性被告知，这种不良表现与个体特质有关（问卷调查发现，内部归因）。实验结果显示，尽管两组受试者之前接受到的情色刺激水平相同，但是内部归因受试者的阴茎反应水平低于外部归因受试者，由此表明，自我评判归因方式可能在男性勃起反应中发挥重要作用。

最近，Nobre 等（2009）观察到，那些容易罹患勃起功能障碍的男性，时常表现出以下特征。

（1）更容易相信有关"性"的神话（如男人总是渴望并准备好做爱）。

（2）认为自己在"性"方面能力不够。

（3）将与"性"相关的问题视为内部、持续影响因素。

总之，所有上述因素可能使某些男性更担忧自己的性表现，形成并维持勃起功能障碍。

最后，还可能出现这样的情景：充满爱心和善意的伴侣会对男性 ED 表现出痛苦、伤心或愤怒的情感，说："你不爱我了吗？""我不再吸引人吗？"或"你爱其他人了吗？"不幸的是，这些反应均会使男性更加关注其失败性反应，极可能导致他们对性活动过度警觉和表现性焦虑。

除了表现性焦虑，亦存在其他引发 ED 的心理-社会因素。合并精神疾病时，如压抑、广泛性焦虑症、强迫症和性欲倒错等，也容易形成 ED。男性生活中遇到与经济、工作或家庭有关的各种烦恼时，也可能令他们忧心忡忡，难以抗拒各种压力，导致性功能异常乃至勃起功能障碍。

对某些患者而言，夫妻相互关系处理不当也会成为 ED 形成的起因。如果异性伴侣对性不感兴趣或不能引起男性的兴趣，男性也可能因此表现为性唤起失败和勃起困难。同样，婚姻纠纷也时常导致伴侣之间愤怒相向，ED 不可避免。

最后，一项不容忽视、亦可对男性勃起功能产生重要影响的心理-社会因素，是性爱环境。缺乏私密性，不论是孩子还是宠物闯入，均可成为 ED 形成的影响因素。其他因素包括与性活动冲突的工作计划、卧室不隔音、卧室灯光刺眼及动物叫声等。

案例	初婚和再婚中男性勃起功能障碍

Steve，54 岁男性，因与再婚妻子性活动中出现勃起功能障碍而就诊。患者陈述，在 20 年的初婚（指第一次结婚）过程中，生育两个孩子后便不再与妻子享受性爱而停止性活动。Steve 认为他与初婚妻子之间合不来，本想在结婚 10 年时结束婚姻，考虑到孩子而选择维持婚姻。孩子成年后，决定离婚。

与 Fran(女性,52 岁)再婚前,Steve 已单身 4 年。其间,他曾经与其他许多女性有过约会,体验成功性生活,却未投入情感。Steve 与 Fran 相识 10 年,尽管她吸引人,但两人均已成婚,且各自抚养孩子(Fran 有 4 个孩子),因而 Steve 从未有越轨行为。得知 Fran 离婚,Steve 便邀请她一起外出交谈,两人感觉良好。Steve 描述他们第一次性经验是"难以想象的浪漫和成功",交往 1 年后两人结婚。

第 1 年婚姻内,Steve 逐渐感到勃起困难。最初,ED 间断出现。随后,出现频率不断增加,直至最后几乎每次发生,即使手淫也以失败收场。这一事件令 Steve 倍感绝望,由此放弃与 Fran 做爱。但是,Steve 非常肯定地说,自己依然被 Fran 深深地吸引,十分喜爱她而不愿做令其失望的事情。Steve 曾经就诊,且服用希爱力,虽有些效果,但半数以上时间仍感勃起困难。因此,患者寻求进一步治疗。

全面的医学评估并未发现任何导致 Steve 勃起功能障碍的医学问题。患者无心血管疾病、性腺功能低下或代谢性疾病的症状,无物质滥用史,亦未服用损害勃起功能的药物。而且,患者报告,偶尔还出现较明显的夜间阴茎勃起反应。所有这些迹象说明,Steve 的勃起功能障碍可能是心理因素引起的。

Steve 回忆,其 ED 形成似乎是在有次他们做爱时 Fran 的孩子突然闯入卧室后出现的。尽管此后他们锁上卧室门,ED 却依然如故。Steve 指出,此后自己总是心事重重,对勃起反应也更加在意。此外,夫妻两人卧室内还有两只小宠物,他们准备做爱时,动物也会蹭来蹭去。随后,Steve 的表现性焦虑持续存在,即使在他手淫过程中。尽管 Fran 也鼓励 Steve,但始终认为问题不是她的错,因为她总是随时有空,且一直准备做爱。

"夫妻治疗"项目,是告知 Steve 和 Fran"表现性焦虑"的相关知识,以及性活动时私密空间(免受孩子和宠物打扰)的重要性,劝导夫妻两人不要指责任何一方,而是共同解决难题。一旦夫妻理解他们性生活失败的原因所在,再进行"情感集中训练"(参见第十四章),非常有益于他们之间积极性关系的恢复。

评　论

本案例表明，许多不幸的病例往往存在许多相似的影响因素。Steve 在其第一段婚姻中感到性排斥，因而非常渴望第二次婚姻时能够圆满。他对 Fran 强烈的积极情感，却无意中使"性"之重要性上升到高度警觉和自我关注的程度。此前被忽视的小猫小狗，突然之间也成为 Steve 注意力分散的另一因素。一旦私密性破坏、阴茎勃起失败，表现性焦虑则随之而至，并可能形成一种强大的影响力。同时，Fran 的话语并未让 Steve 感到宽慰，反而"推波助澜"，令其更加焦虑。独自手淫，亦以失败告终。这是因为，Steve 仅关注到阴茎勃起的不良反应，而不是将自己释放在"情色"氛围中，尽情享受性爱的感觉。

本案例也说明，两性关系建立之初，Fran 似乎就对 Steve 性能力感到不安，以至于 Steve 太想在她面前表现成功。新的两性关系所带来的初次兴奋，似乎让 Steve 找到性表现上的自信。但随着婚后性活动私密性的破坏，Steve 注意力似乎又回到性表现挫败上面。性表现忧虑形成，进而引发 ED。本案例的成功治疗，得益于 Steve 和 Fran 之间积极情感关系的维护。两人初次难忘的性经历，则起到相互吸引、引领共享性生活的意愿。

第三章

女性性高潮障碍

Female Orgasmic Disorder

一、描述和临床表现

通常,男性性高潮伴有射精。因而,他们能够客观感受到性高潮来临,不存在任何性高潮误判的困惑。由于缺乏类似客观指标,女性有时候难以判断性高潮是否真正来临(Meston 等,2004)。目前,对女性性高潮的标准定义尚不十分确定,以至于它未被学界普遍接受(Graham,2010a;Mah 和 Binik,2001)。尽管如此,现有女性性高潮定义表明,不同女性之间以及同一女性不同时段之间性高潮的感受存在巨大差异(Meston,2004;Graham,2010a)。通常,女性性高潮感受,包括强烈的愉悦感、生殖器感觉(genital sensations)、非自主节律性收缩(involuntary rhythmic contraction)和某种意识状态(state of consciousness)的改变。尽管男性和女性均可感受到性高潮,但 Meston(2004)认为男女之间性高潮存在 4 种不同的特征。

(1) 与男性不同,女性性高潮可反复和多次出现。

(2) 女性可感受一种延长的性高潮。

(3) 性高潮时,男、女盆腔肌肉节律性收缩方式不同。

(4) 一旦启动,男性性高潮"一发不可收",而女性性高潮则可被打断。

另外,男性对性高潮的感受能力似乎与年龄无关(青春后期基本一致),而女性则可能存在学习曲线(learning curve):年长女性可能较年轻女性更容易感受性高潮。

由于女性性高潮经验受到很多主观性因素的影响,且缺乏统一定义,因而我们往往难以准确描述女性性高潮障碍(female orgasmic disorder,FOD)。当然,我们亦必须小心,切勿将任何非典型性经验视为一种病态表现,还要考虑文化、伦理和信仰等因素的影响。Graham(2010)回顾性分析 DSM 对性高潮障碍定义的变化过程,以及当前女性性高潮障碍(FOD)的最新诊断标准,详细可见 DSM-Ⅴ(美国精神病学会,2013)。

DSM-Ⅴ中,学者充分考虑到 Balon 等(2007)提出的建议,增加了 FOD 和其他性功能障碍标准的持续时间和严重程度要求。

通常,女性性高潮障碍患者似乎未出现与男性勃起功能障碍相同的消极情感或沮丧,她们虽然表现出不自信和心烦意乱,却很少担心其伴侣会因此而离开自己。正如一部电影《当哈利遇到莎莉》(1989)中提到的,女性能更容易"假装"性高潮。对某些女性而言,假装性高潮可降低自己的表现性焦虑。但是,我们也发现一些女性由于习惯性假装,从而使得她们的性功能障碍迁延难治。例如,在与 Kim 交往的最初 3 年内,Joanna 总是假装性高潮。如今,Joanna 难以继续伪装,希望与 Kim 真正达到同步性爱高潮而寻求治疗。而且,Joanna 坚持认为,不能告诉 Kim 真相,也不知道如何告知 Kim,她很希望尝试不同的性刺激方式。因为,Kim 认为 Joanna 一直是享受性高潮的(其实却不然)。当然,男性也可在阴茎插入过程中假装性高潮,但很少有人提到这种方式。

事实上,某些女性虽然未达到性高潮,却能感受到性欲望、性唤起和性满意。女性对性高潮障碍的态度,会受到许多心理因素(如知识、自尊和自信心)、人际关系因素(如伴侣压力、知识或满意度)和文化/信仰因素的影响。

最后,必须强调的是,性高潮就是一种高潮,我们并不在意它是如何产生和出现的。尽管有些理论家提出,阴道性高潮(vaginal orgasm)在生理上胜过阴蒂性高潮(clitoral orgasm)(Brody,2007),但此领域内其他多数学者却并不完全赞同:许多问卷调查和临床研究结果表明,多数女性并不仅限于通过阴道性交达到性高潮(Graham,2010a)。阴道性高潮优越的性观点,可追溯至弗洛伊德(Freud)时代,他认为阴蒂性高潮只是一种神经质(neurosis)表现。

二、发 病 率

目前,我们尚不能对所有性功能障碍发病率做出准确评估。这主要是因为,各种性功能障碍研究中采用的定义不同(如 DSM 标准与限制性较低标准),研究对象的选择方法不同(如临床人群与普通人群),研究方式的运用不同(如拟定临床访谈与调查)。因此,不同学者报道的某一性功能障碍的发病率,往往差异较大。为确定女性性高潮缺失的准确发病率,我们必须考虑到并非所有女性因缺乏性高潮而苦恼的现象,因而不符合 DSM 的诊断标准。回顾性分析最近开展的 11 项流行病学研究,Graham 发现,采用 DSM-Ⅲ标准时,FOD 的发病率最低(3.5%),而询问女性能否感受性高潮时,FOD 的发病率最高(34%)。采用更为严格的 DSM 标准时,FOD 的发病率更低。

三、病　　因

1. 生物学因素

Morokoff(1978)对女性性高潮的决定因素进行了一项早期、回顾性分析。所有相关生物学变量中,耻骨尾骨肌肉系统状态似乎与女性性高潮障碍的关系最为密切。随后,其他学者对此观点提出质疑。Chambless 等(1982)调查 102 位普通人群耻骨尾骨肌状态与性高潮反应之间的关系,发现耻骨尾骨肌力量并不与性高潮频率或自我报告强度相关。而且,阴道性刺激时,耻骨尾骨肌有力的女性并未感到更高水平性高潮,性交过程中阴道兴奋的感觉亦非更加愉悦。另一项干预性研究中,Chambless 等(1984)报道,性交高潮频率低下女性可选择 Kegel 锻炼以提高自己耻骨尾骨肌力量。尽管肌肉力量得到一定程度的提升,但也未观察到性交高潮频率明显增高。

Heiman(2002)调查与女性性高潮障碍病因有关的各种神经生理因素。学者发现,任何影响交感或副交感神经系统的疾病、伤害或损伤,均可损害女性性高潮能力。Goldstein(1998)也提出,血管粥样硬化疾病可能是 FOD 形成中的一种常见原因。近来,其他学者研究结果也进一步支持上述结论(Basson 等,2007;Graham 等,2009)。

激素水平变化对女性特别是年长女性性高潮的影响作用,尚不十分清楚。为此,Sherwin(1985)调查 8 位 2 年前行子宫切除术和双侧卵巢切除术女性在接受雌激素-雄激素替代治疗后的性高潮情况。尽管激素替代治疗后女性性欲望和性唤起有所改善,性高潮频率却无明显变化,与 Sherwin 等(1985)观察到的结果相似。但是,随后研究中,Sherwin 等(1987)又报道,激素替代治疗后,女性的性高潮次数增多。

许多研究数据显示,药物服用可对女性性高潮功能产生负面影响(Meston 等,2004;Graham,2010b)。几项随访研究中,学者报道,服用抗抑郁药时,如选择性血清素再摄取抑制剂(SSRI),可导致女性性高潮缺失,其机制尚不十分清楚(Margolese 和 Assalian,1996;Shen 和 Hsu,1995;Meston 和 Gorzalka,1992)。

当然,学者也找到对抗某些 SSRI 和其他心理活性药物副作用的医学方法。例如,一位 35 岁、反复抑郁女性患者服用舍曲林后,尽管抑郁症得到控制,却出现性高潮缺失现象(Grimes 和 Labbate,1996)。改服赛庚啶 2 周后,症状仍未改善。辅助注射安非他酮后,患者报告 1 次自发的性高潮。

慢性疾病对女性特别是年长女性性高潮的潜在影响,也受到学者的关注(Basson 和 Weijmar-Schultz,2007)。通过对年轻糖尿病女性患者(平均年龄33 岁)的对照性研究,Hulter(1999)进一步分析糖尿病、多发性硬化和各种下丘脑-垂体病变对女性性功能的影响。学者报道,与健康人群性高潮缺失的低下发病率(2%)相比,上述各种疾病 FOD 的发病率分别为:糖尿病 14%、多发性硬化 51% 和下丘脑-垂体病变 69%。

此外,为了解生物学因素与 FOD 之间的关系,学者对脊髓损伤女性性高潮功能进行了相关研究。Meston 等(2004)发现,尽管女性患有不同程度的脊髓损伤,却仍可或多或少感受到性高潮,并非完全缺失。事实上,性高潮的生理和主观检测指标显示,脊髓损伤与健康女性之间性高潮的差异并非十分明显。

最近,越来越多的女性相信,外生殖器结构可能与性高潮缺失有一定关系。例如,Elena,一位 28 岁单身、拉丁美洲女性,抱怨至今未感受到性高潮。与现男友交往 1 年的过程中,尽管非常喜爱对方,但由于不能达到性高潮而倍感内疚和痛苦,总是害怕失去男友。Elena 男友并未随同就诊。患者报告,因为性高潮缺失感到非常羞愧,对自己的性功能问题总是难以启齿,不知道如何告知男友自己性高潮异常表现。访谈过程中,Elena 十分害羞,谈到性问题时不敢目光交流,但谈及家庭、工作和一般性问题时热情、友善和开放。患者介绍,自己出生、成长在一个非常虔诚的天主教家庭,接受到的性教育非常少。Elena 说道,虽从未谈及与性有关的话题,但并没感到性就是一种罪恶。听到朋友谈论性行为时往往很好奇,20 岁左右开始自慰。此前,她总是不敢触摸自己的生殖器,因为害怕引起感染。过去,Elena 也交往过几个男朋友,她很性主动。与男友交往或自慰时,她很容易性唤起,但兴奋度仍不足以达到性高潮。

Elena 接受了全面医学评估,包括妇科和泌尿外科检查,未发现明显外生殖器异常或内生殖器官疾患,激素水平亦在正常范围内,一般健康状况良好。然而,Elena 始终认为自己存在某些生理方面的问题或异常。她曾经在当地性药店购买催情(aphrodisiac)药片,并询问我们这种药片是否有助于改善性功能,或能否介绍一些其他药物。我们的治疗主要涉及与女性解剖、正常性功能和性反应有关的性心理教育,同时,也告知一些与自慰相关的知识,鼓励Elena购买阴道震动按摩器用于治疗。每次访谈,Elena告知已与男友讨论她的性高潮问题,但双方都认为是由于她的医学和身体方面的问题。最后一次访谈中,Elena说她在一位朋友介绍下到南美找到一名整形科医师咨询,其诊疗费非常"便宜"。这位医师诊断Elena患有"阴道松弛"和"G点不敏感"(译者注:由德国医师Grafanberg于1952年提出,指女性阴道前壁上的性刺激敏感部位,此部位刺激有助于女性性唤起,达到性高潮)。由于找到自己性高潮缺失的医学原因,Elena似乎非常解脱。Elena准备接受阴道修复及G点敏感度增强(G-spot augmentation)手术。此后,Elena未再返回诊所。

　　Elena案例说明,生殖器整形手术已经成为当前的一种时尚。这类手术,主要包括阴唇整形术(labiaplasty)、阴道整形术(vaginoplasty)、处女膜修补术(hymenoplasty)、会阴整形术(perineoplasty)和G点敏感度增强术等,均以各种美容理由推荐给众多女性对象,并吹捧具有治疗性功能障碍的作用,如性唤起和治疗性高潮障碍等。互联网上,生殖器整形术的广告无处不在,这类手术风靡全世界。仅在英国,21世纪前10年,女性生殖器整形术的数量就以每年300%的速度递增(Lowenstein等,2014)。在美国,女性生殖器整形术数量在2005—2006年就增加了30%(美国整形外科学会,2006)。尽管其受欢迎程度与日递增,但这类手术的安全性和有效性研究却鲜有开展。少量研究报道,接受这类手术的女性患者,并发症较少且性满意度较高(Goodman等,2010)。但是,这些手术均未正规评估女性对象的性功能异常/正常情况,未采用标准检测手段及未进行对照性研究。目前,由于缺乏实证研究支持,美国妇产科学院(ACOG,2007)和加拿大妇产科学会(Shaw,2013)均警告医师,不要以提高性功能为理由开展这类整形术。同时,也警告医师,手术可能会出现少见的副作用,如性感觉异常和性交疼痛等(ACOG,2007)。

2. 心理-社会因素

　　探讨众多与女性性高潮障碍有关的心理-社会因素前,我们必须指出,对于性高潮缺失女性而言,似乎仅有少数被确定为精神压力因素所致(Graham,2010a)。与男性相比,女性并不倾向于将性高潮的出现与否作为某次性活动成功的标志。Meston等(2004)提出,这是否因为当今女性对性高潮关注度不如 20 世纪 70 年代和 80 年代的女性？当然，重视性高潮并不意味着性高潮缺失会令人沮丧，这有待进一步实证研究。

那些因性高潮缺失而抑郁的女性，也会出现与男性勃起功能障碍相似的"表现性焦虑"。患者注意力主要集中在性活动结果而非享受性爱过程，受累女性多将性高潮作为评判性交成功的标准，就像勃起功能障碍男性关注阴茎勃起成功与否一样。这种对个人表现的关注，不论女性之于性高潮，还是男性之于阴茎勃起，均将形成一种自我挫败的恶性循环，最终导致性活动"失败"和性逃避（sexual avoidance）。

对所有性功能障碍人群而言，他们往往受到一系列"常见心理-社会/文化"因素的影响，包括教育水平、社会阶层、信仰、精神健康和人际关系等，这些均可抑制他们的性表达。总的来说，任何限制或干扰性舒怡或相关资源利用的非医学因素，都可能导致个人积极性反应的消失。例如，Laumann 等（1994）发现，就性高潮能力而言，高教育水平和低宗教迷信的女性，更容易达到性高潮。然而，Meston 等（2004）认为，目前尚未有实证依据支持，仅凭心理因素就可区分女性是否患有性高潮缺失。

近来，Nobre 等（2006a，2008，2009）完成了许多研究，观察男、女性功能障碍患者性信念和认知模式与正常人群之间的差异。研究结果显示，男、女性功能障碍患者，更容易将一种负面性事件视为性无能的表现。而且，女性患者更容易形成与年龄和身体形象有关的负面想法，如"随着女性年龄增加，性愉悦水平降低"和"停经后，女性不能达到性高潮"等。有趣的是，研究数据表明，观点更加保守的女性，更容易产生性唤起障碍。但是，这些观点并不足以预测女性性高潮障碍（FOD）形成与否。目前，尚无"确凿证据"表明女性 FOD 确实由某种非医学性原因所致，但比较肯定的是，对于性高潮障碍的女性患者而言，表现性焦虑和干扰性思维具有明显的致病效应。

案例	女性性高潮功能障碍

　　Jan，25 岁女性，与其 30 岁男友（Bob）相处 7 年。目前，因对他们的性关系不满而就诊。Jan 认为，两个问题成为他们结婚的绊脚石：① 性欲望差异，Bob 期望每周数次性活动，而 Jan 期望每两周一次性活动。② 不论

性交或自慰,Jan 均感受不到性高潮。单独谈话时,两人对彼此均有好感。Jan 谈道,性交时她虽然能够享受性爱体验,却在性兴奋提升至一定程度后就"难以突破",从未感到那种如释重负或节律性的肌肉收缩。大多数情况下,Jan 对性体验还比较满意。最近,Bob 因更多关注 Jan 的性高潮问题而逐渐变得焦虑,Jan 由于自己性高潮缺失而显得更加自责。

　　Jan 成长在一个充满爱心却非常教条的中产家庭。父母很少在孩子面前表露出身体方面的爱抚,也从不与 Jan 和两个姐姐讨论与性有关的话题。Jan 说,这是一个非常"刻板"和某种意义上十分传统的家庭,她从未因为谈论个人问题,特别是与性有关的话题而感到舒适。遇到 Bob 以前,Jan 是一位有吸引力、微胖和自尊心强的女孩,约会不多。她曾经有一次自认为非常愉悦的性经验。大学毕业后,从事全职工作。她身体健康,未服用任何药物,否认任何物质滥用史,亦无任何精神病史,但承认有时会表现出"成人多动症"和"心情不好"。

　　同样,Bob 也来自中产家庭。与 Jan 家庭不同的是,父母在情感表达和性事件上态度更开放。但是,Bob 母亲却是一位非常容易焦虑的人。Bob 也是如此,害怕旅行,特别是驾车过桥。遇到 Jan 之前,他有过许多性体验,认识到"性"是缓解焦虑的一种方法。他认为"性"很重要,甚至为了自己的"性"待遇而给 Jan 施加压力,也乐于评价每次性经验感受。Bob 部分时间工作,部分时间在大学学习以获得学位。

　　Jan 和 Bob 认为,他们生活非常繁忙、无暇快乐。他们很少以伴侣方式单独外出,即使参加社交,也是与其他伴侣一起。大部分时间内,双方均感到很疲劳而无心"性活动"。

评　论

　　Jan 对自己的性高潮缺失表现倍感担忧,因为 Bob 对此十分在意。事实上,Bob 认为由于 Jan 的性高潮缺失和性欲望低下,自己也变得犹豫不决并对婚姻产生了怀疑。另一方面,Jan 原本能够享受到性爱,但因为 Bob 对性的迫切要求和评头论足的个性,也变得非常焦虑。当然,除了 Bob 的影响,Jan 确实没有抽出更多时间体验性愉悦,关注性活动。独自自慰时,Jan 也发现自己心不在焉,性愉悦感觉迅速消失。尽管如此,不论能否达到愉悦效果和性兴奋感觉,Jan 仍然坚持自我刺激的方式。

　　我们的治疗重点,是帮助 Jan 和 Bob 更理性地看待性成功,将性高潮视为性活动产物而非必需品。重点之一,是帮助患者降低其表现性焦虑,提升积极性体验;重点之二,是帮助 Jan 和 Bob 认识到性快乐享受的重要性,不要以工作和责任感为借口。他们不妨采取相应调整,如把"快乐/享乐时间"放在优先地位,给 Jan 留出充足的个人时间以便她自我刺激。Jan 的个人时间是一项不容忽视的因素,特别是在她身体放松和注意力集中的时候。此外,Bob 还需认识到,与其将性高潮作为目的,不如帮助 Jan 更积极地关注性意象(sexual imagery)和感受。同时,鼓励 Jan 探索各自不同的自我性刺激方式,包括阴道震颤刺激(vibratory stimulation)。而且,我们还精心设计一种平衡方式,即在帮助夫妻扩展性技巧的同时,不以性功能表现评判为目的。它对于这类夫妻的治疗效果甚佳,可起到迅速降低性伴侣双方精神压力的作用。最终,Jan 在自我刺激过程中,达到梦寐以求的性高潮。不仅如此,在两人性互动的过程中,还通过口交和手动生殖器刺激达到了性高潮。

第四章

延 迟 射 精

Delayed Ejaculation

一、描述和临床表现

"射精障碍"（ejaculatory disorders）一词含义广泛,包含排精、射精和高潮几方面一系列功能障碍(Jannini 和 Lenzi,2005)。对大多数男性而言,排精、射精和性高潮是作为一个整体事件来体验的,各种感受涉及节律性的盆腔肌肉收缩、强烈愉悦感、生殖器感觉和精液射出。因此,"射精"和"性高潮"词语常常被交替使用。实际上,排精是指男性生殖道精液的分泌,射精是指精液从尿道喷射而出,性高潮则是伴随盆腔肌肉节律性收缩而至的强烈主观愉悦感和生殖器感觉。有时候,男性射精时可能无精液射出(逆行射精),或无性高潮出现(麻痹性射精),以及性高潮时无射精表现等,使得男性原本复杂的性高潮表现变得更加扑朔迷离。不仅如此,射精时射精量亦差异较大,性高潮的愉悦感也因人而异:从一般的"仅可感觉到"到"火箭般一发不可收"和意识状态改变等。

大多数男性和女性并未认识到男性射精的真相,对男性射精/性高潮体验时常抱有一些误解和不切实际的期望值。大多数情况下,男性患者可能主诉,性交时不能多次射精或与射精同时出现的性高潮,不能享受"所有其他人"都可体验到的快感,以及还有某些"遗憾",等等。有时候,尽管射精时间已超过所有教科书定义的标准,他们仍然抱怨"射精时间太快",而显得忧心忡忡。例如,一位患者报告能通过性交使性伴侣达到性高潮,强烈性交抽动可持续 5～10 分钟或更多,性活动过程中可多次性交。但是,他仍然感觉自己存在"过早射精"的问题,仅仅是因为有时候不能在自己想要的情况下射精,总是幻想能够如同相关视频中的男子一样随心所欲地射精,不论性交强度如何。在治疗章节中,我们将谈到这类患者仅需通过简单的性教育、传授相关性常识,即可达到增强其性健康信心的目的。在本章中,我们将讨论延迟射精功能障碍,即与过早(早期)射精功能障碍对等的另一种疾患。

提及射精功能障碍,我们常听到一些俚语,诸如"蓝睾丸(附睾内精子不能排出,睾丸刺痛、阴囊皮肤略带蓝色)""干射""无精子""不射精""射精乏力""射精迟缓""射精缺失""射精性阳痿""射精不能""抑制的性高潮""射精障碍"和"性高潮障碍"等,均用于描述男性患者难以达到性高潮和不能射精的现象。这些用于形容男性射精"迟缓""乏力""无能"或"抑制"的词语,往往带有贬损或轻蔑的语气,新版 DSM-V 中则采用"延迟射精"的中性表达方式。一项详尽的 medline 搜寻中,Segraves(2010)发现,文献中很少采用"性高潮问题"一词描述男性射精障碍。因此,为了词语使用保持一致,学者建议最好采用正式的诊断术语——"延迟射精"。

延迟射精是指,尽管性欲望、性唤起和性刺激充分,男性仍始终难以或不能达到性高潮。最常见的是,即使与伴侣性交时能够并维持阴茎勃起,但仍不能射精。然而,其中有些男性却时常在手淫或睡眠(夜间遗精或梦遗)情况下射精。与其他性功能障碍一样,延迟射精可以是终身性或获得性的、一般或特异性的。此外,尽管非常少见,有些男性不论什么情况下(夜间遗精、手淫或性伴侣生殖器刺激),都不能体验到射精或性高潮。

区分延迟射精(delayed ejaculation)和逆行射精(retrograde ejaculation)的概念很重要。后者多出现在药物服用(如抗胆碱能药物)、某些前列腺手术(不是全部)及少数糖尿病神经病变的情况下。逆行射精时,男性可以射精,而且能感受到性高潮,但精液却向后转移(进入膀胱)而非向前、由尿道射出。逆行射精时,男性的性愉悦感程度虽有所降低,但大多数还是能够体验到性高潮。

同样,区分排精和射精的概念也很重要。通常,射精包括 3 个不同阶段(Segraves 等,1985):①排精。②膀胱颈关闭。③精液射出。排精,即精液被运送至盆腔尿道,这一过程由输精管、精囊和前列腺平滑肌收缩完成。膀胱颈关闭,有助于防止逆行射精。最后,在球海绵体肌、坐骨海绵体肌和尿道平滑肌强有力的收缩下,精液迅速前行推进。具体情况详见 DSM-V(美国精神病学会,2013)延迟射精诊断标准(302.74)。

谈及"延迟射精"中延迟概念时,我们必须清楚,什么是正常或正常时间内的射精。遗憾的是,由于缺乏足够、良好的对照性研究,学者尚不能准确回答这一问题。为此,Waldinger 等(2005)进行了一项研究,招募了 5 对不同国家异性恋夫妻,采用秒表而不是回顾性问卷调查检测受试者的阴道内射精潜伏期(intravaginal ejaculation latency time,IELT)。研究结果显示,所有国家受试者 IELT 的中位数为 5.4 分钟,平均值为 8 分钟,标准差为 7.1 分钟。但是,DSM-Ⅴ并未采用这些数据或其他客观检测方法,而是采用一些主观指标,如个人是否认为射精延迟,或是否因此感到困扰或伤害等。由于这一主观标准的采用,我们难以得到延迟射精的准确发病率。

临床上,我们发现,相对性高潮障碍女性患者而言,延迟射精男性患者感到更多的痛苦。究其原因,可能是男性患者往往期望在百分之百的性交过程中射精,而女性的期望值可能相对宽泛一些。因此,足够性刺激条件下仍然不能射精时,男性更容易感到痛苦,尤其是异性恋夫妻在备孕的时候。

二、发 病 率

延迟射精功能障碍相对少见。20 世纪 70 年代研究结果显示,男性人群中其发病率为 4%～10%(Frank 等,1978;Nettelbladt 和 Uddenberg,1979)。20 世纪 90 年代研究结果表明,延迟射精的发病率可能略微降低,为 0～3%(Schiavi 等,1995;Fugl-Meyer,1999;Lindal 和 Stefansson,1993;Singer 等,1992;Solstad 和 Hertoft,1993;Ventegodt,1998)。另外,Laumann 等(1999)报道,男性人群延迟射精发病率达到 8%。

更早报道显示,延迟射精(亦称为男性性高潮障碍)是一种最不常见的性功能障碍。Masters 和 Johnson(1970)报道,在其 11 年的评估和治疗过程中,448 名男性性功能障碍中仅有 17 例男性性高潮障碍。Kaplan(1974)声明,由于她的诊治样本量不够,因而不能做出准确评估。其他临床研究结果表明,这类性功能障碍可能占到所有性治疗案例的 3%～8%(Bancroft 和 Coles,1976;Frank 等,1976;Hawton,1982;Renshaw,1988)。最近,研究数据显示,延迟射精是一种罕见性功能障碍,被确诊为延迟射精病例不超过 3%(Christensen 等,2011;Perelman 和 Rowland,2006;Waldinger 和 Schweitzer,2005)。

以上研究表明,学者给出的延迟射精发病率变化幅度较大。显然,这与许多研究中学者采用的方法学不同有关,如样本因素(HIV 感染与正常人群)。其中,最主要的是延迟射精功能障碍的定义标准问题(Simons 和 Carey,2001)。目前,学者尚未达成共识,即延迟射精和性高潮缺失是否为单一疾患。

因为,研究人员很少报道,这类患者是否能够通过手淫达到性高潮。

三、病　　因

1. 生物学因素

最近,有关射精潜伏期理论研究表明,IELT 是一种神经生物学连续体概念,延迟射精与过早射精位于连续体的两端(Waldinger 和 Schweitzer,2005)。目前,延迟射精功能障碍的具体发病机制尚不清楚,某些学者将中枢神经系统(central nervous system,CNS)射精调节中枢内血清素(5 - HT)受体敏感度作为主要研究方向(Preda 和 Bienenfeld,2013;Waldinger 和 Schweitzer,2005)。与射精潜伏期连续体理论相符,统计学数据显示:少数男性可能处于连续体的一端,表现为过早射精性功能障碍;少数男性处于连续体的另一端,表现为延迟射精性功能障碍。延迟射精,可能与外在因素无关,并非由于男性自己的"过错"而是由其内在基因构成所决定。当然,生物学因素也会对男性射精潜伏期产生一定影响。

与延迟射精相关的生物学因素,往往呈现一种急性特点,且容易纠正。例如,短期物质滥用或药物服用,与前列腺或尿道感染有关的病原体。最常见原因,是抗焦虑或抗抑郁药物(如 SSRI)对男性射精潜伏期的影响,其他药物的影响作用不甚明显(Yang 和 Donatucci,2006)。此外,许多慢性疾病,如脊髓损伤、多发性硬化、严重糖尿病和腹部会阴手术等,亦可导致延迟射精(Perelman 和 Rowland,2006;Preda 和 Bienenfeld,2013;Waldinger 和 Schweitzer,2005)。

此外,有研究表明,延迟射精一定程度上与男性年龄相关,年长男性更容易罹患此病(Perelman 和 Rowland,2006;Preda 和 Bienenfeld,2013;Wadinger 和 Schweitzer,2005)。Preda 等(2013)指出,相对于 60 岁年龄段男性而言,80 岁年龄段男性延迟射精的发病率提高了 1 倍。由于睾酮水平降低,以及周围感觉神经传导异常,老年男性更容易罹患延迟射精性功能障碍(Preda 和 Bienenfeld,2013)。

2. 心理-社会因素

就心理分析水平而言,与延迟射精有关的心理-社会因素包括恐惧(阉割、怀孕或承诺),表现性焦虑和"旁观者"(spectatoring)心态,严格宗教条例所致内疚或逃避策略,既往性创伤和敌意情绪(针对伴侣或自己),等等(Perelman 和

Rowland，2006；Waldinger 和 Schweitzer，2005）。"旁观者"一词，由 Masters 和 Johnson（1970）提出，常用于描述性活动中个人以第三者身份参与，而不是关注自己和（或）伴侣的感受，享受性交快乐过程和美好时刻。因此，似乎存在许多导致男性性高潮障碍的心理-社会因素。回顾性分析心理-社会因素相关文献后，Shull 等（1980）得出结论：几乎任何一种心理学问题都与男性性高潮障碍的形成有关。目前，尽管临床上假说众多，但仍缺乏系统性研究详细调查个人或人际关系因素在性高潮功能障碍中的作用。人际关系因素，亦可对男性性高潮障碍的形成产生一定影响，特别是男性对某段性关系的承诺充满矛盾心情时，或者他想在一种痛苦的性关系中展示自己权利时，也许会将性高潮缺失作为一种应对方法。当然，Shull 等（1980）认为，不排除更简单的人际关系问题，如性刺激不充分。性活动过程中，伴侣双方没有努力营造一种浪漫气氛，性刺激技术单一或性行为缺乏某种诱惑力等，都有可能导致男性延迟射精。

同时，Perelman（2005）指出，男性独特的手淫方式也可能与延迟射精的形成有一定关系。所谓独特手淫方式，是指男性在手淫过程中为迅速达到性高潮所采取的特殊方式，往往不易被性伴侣复制，不论是通过手、口、肛门或阴道途径。临床上，我们遇到许多延迟射精男性患者报道了这种经历。例如：① 男子通过挤压阴茎龟头以达到性高潮。② 男子将阴茎放在某物件上（枕头）摩擦以达到性高潮。③ 男子将阴茎置于掌心之间大力滚动以达到性高潮（如同童子军在其双手之间旋转一根棍子生火）。④ 男子将阴茎放入类似老虎钳装置内抽动以达到性高潮。这就是我们经常遇到的有延迟射精表现男性患者报告的五花八门的手淫方式。

最后，我们还要考虑到，某些男性可能仅对某种特殊恋物对象或性行为感兴趣，仅在特殊情况下产生性唤起。例如，有些男性患者能在妻子被捆绑的性交过程中射精。没有捆绑时，即使性交愉悦也不能射精。

案例	延迟射精功能障碍

　　Phil 是一位 39 岁工程师，研究生学位，主诉不能阴道内射精。他和 Linda（年龄 36 岁）结婚 3 年，均为初婚。此前，他们通过子宫内授精（intrauterine insemination，IUI）（即将 Phil 的精子植入 Linda 子宫内）的方

式怀孕,女儿1岁。如今,他们渴望通过性交"自然受孕"方式怀上第二个孩子。

Phil报告,自己一直不能阴道内射精。Phil说道,Linda很吸引人,他们之间也很恩爱、关系和睦,他非常享受与Linda的做爱方式。然而,夫妻生活时他总是幻想与其他女性在一起,因此而感到内疚。Phil生长在一个单亲家庭(父爱缺失),自己是家中母亲和两个妹妹的顶梁柱。保护和尊重女性的观念,一直贯穿于他的成长过程中。有时候,这种观念似乎转变为一种性抑制。他吐露自己总是习惯将阴茎龟头挤压在拇指和2个示指之间,并想象与一位年长、肥胖女性做爱并达到性高潮。

显然,Phil的性幻想和手淫方式始于儿童时期。那时,他非常喜爱一位肥胖的保姆。虽然与保姆没有发生直接身体接触,但依然记得她身体方面的"亲昵"。而且,由于患有精神抑郁,Phil服用一种抗抑郁药物数年。他的延迟射精症状在服药之前就存在。如今,抗抑郁药物进一步加重了他的延迟射精问题。最近,他们由于工作需要而搬家,离开了原来的家庭和朋友,他的抑郁症状更加严重了。

在与Linda的夫妻性生活中,Phil能够在"前戏"和插入时阴茎勃起,性交持续10~15分钟却不能射精。Phil通常能够感受到性愉悦,Linda也经常可达到性高潮。由于渴望"自然妊娠"的方式,他们总是有一种性挫败感,Phil也因此十分焦虑。

评 论

对于从事性治疗的专业人员来说,Phil的延迟射精并不罕见。通过合理的分析,往往可找到几个明显的致病因素。

(1) Phil的成长环境,造就他觉得与女性性交时阴道内射精的行为方式是令人羞耻和内疚的。尽管他能够在理智上战胜这一传统观念,但这段成长史仍然让Phil感到性抑制。性谴责宗教环境中成长的男性,时常遇到这类问题。成年后,他们根深蒂固的性负罪感也难以被消除。通常,可采用"认知重建"(cognitive restructuring)解决这类问题。庆幸的是，Phil 的智力水平有助于他认识到成长环境对性发育的消极影响。

（2）Phil 反常的手淫方式，有可能是他延迟射精的第二个原因。Perlman（2005）指出，一种非同寻常的手淫方式可能成为男性延迟射精的重要影响因素。生活中，Phil 反复从事一种"手淫"实践：挤压阴茎龟头的同时，幻想与一位年长、肥胖女性性交，他已经对这种触觉和性幻想情景产生条件性反射。即使在阴道性交中反复阴茎抽动，也不能复制手淫条件下的特殊感觉。对于这些有延迟射精和独特手淫经历的患者而言，我们建议可在手淫时增加润滑剂和阴茎冲程运动（stroking motion），模拟传统异性恋阴道性交，或男同性恋肛交。同时，鼓励患者在阴道性交过程中关注最令人兴奋的意象，并告知他们需要反复多次实践才能达到性高潮/射精的理想效果。同时，这种方式还有助于减轻患者的表现性焦虑。

（3）第三种致病原因，可能是 Phil 的抑郁症和药物服用。虽然延迟射精在服药前已存在，但精神压力和 SSRI 药物可增加延迟射精的症状。在治疗过程中，我们必须考虑抗抑郁药物的缓解精神压力和抑制性高潮的双重作用。如果患者的抑郁症非常严重，则必须在延迟射精问题前解决，以减轻抑郁对射精的不利影响。就 Phil 案例而言，其抑郁还与最近一次搬家有关，让他产生了远离家乡的感觉。针对 Phil 的延迟射精，我们所采用的"认知重建"和新手淫实践治疗方式，不会干扰 Phil 抑郁症的治疗。

最后，我们必须告知 Linda 有关 Phil 的治疗方法。多数情况下，伴侣对病因和治疗模式的理解，有利于减轻患者的表现性焦虑，培养双方合作精神。

第五章

过早(早期)射精

Premature(Early) Ejaculation

一、描述和临床表现

100多年以前,医学书籍已将过早(早期)射精[premature(early)ejaculation]描述为一种"过早射精"(阴道插入前射精)和"快速射精"(阴道插入后迅速射精)异常表现(Huhner,1917)。尽管这些词语沿用至今,但我们对这一活动内在机制的认识,已大幅度提高。最初,Huhner(1917)提出过早和快速射精是由于性交中断的反复出现以至于精囊肿胀和阴茎过度敏感所致。然而,这一结论更多是一种猜测而非系统科学研究的结果。最近,心理药理学研究表明,过早射精是一种"与中枢血清素神经传递和5-羟色胺突触后受体功能紊乱有关的神经生物学功能障碍"(Waldinger,2007,p.563)。

目前,随着有关过早射精神经生物学研究的不断深入,我们对这一活动的认识更加全面。DSM-Ⅳ-TR中,虽然保留了100年以前使用的"过早射精"一词,但在以Taylor Seagraves为主席的小组工作委员会建议下(DSM-Ⅴ),学界决定修改"过早射精"的命名和诊断标准。工作委员会专家们观察到,自原有DSM-Ⅳ标准制定以来,我们已积累了大量有关过早射精的知识。同时,对现有称谓有轻蔑语气和标准不准确、不能体现最新研究成果的批评,这种现象不绝于耳(Althof等,2010;Binik等,2010;Segraves,2010)。最终,DSM-Ⅴ版本中,专家决定在"过早射精"词语"过早"后添加"早期"一词,即"过早(早期)射精"的表达方式。学者认为,DSM-Ⅴ的诊断标准更加准确,能更好反映当前研究成果。有关过早(早期)射精的诊断标准,详见DSM-Ⅴ(302.75)(美国精神病学会,2013)。

除了DSM-Ⅴ中的两种亚型(终身性和获得性),Waldinger还提出了另外两种亚型表现,称之为"自然变异过早射精"和"类似过早射精功能障碍"(Waldinger 和 Schweitzer,2006;Waldinger,2007)。所谓"自然变异过早射精",Waldinger 认为是性活动中一种自然变异,即早期射精无规律,男性隐忍不射的能力降低或缺失。而且,这种症状往往与境遇有关,可在治疗后逆转;类似过早射精功能障碍,是指男性实际射精时间虽在正常统计学范围内(肛门或阴道插入后 1～10 分钟射精),但心理和(或)人际关系因素的认知却使他认为自己存在问题。Waldinger(2007)和其他学者认为,任何一种亚型均未达到病理标准。因此,我们认为这两种亚型并非一种真正意义上的性功能障碍。之所以在此特别强调,是因为我们发现这类亚型的发病率很高,可能占到临床上过早(早期)射精病例中的大多数。正如 Waldinger 所指出的,临床上,我们常常观察到某一男性仅表现为变异、反复无常的过早(早期)射精,或者尽管射精时间在正常范围,却仍然认为自己有过早(早期)射精的问题。此外,即使他们因此而十分痛苦,但在告知正确的性行为信息、心理学教育和认知策略疏导后,会受益匪浅。这些过早(早期)射精男性之所以这么痛苦,是因为他们相信男人应该总能控制自己的射精时间,否则是有问题的、能力不够的或自信心不足的表现。更令人费解的是,他们想当然地认为,男人性交时间应不少于 15 分钟,令自己和伴侣都非常痛苦。通常,这些错误信息来源于某些视频演员的表演或朋友的夸大其词。不论如何,这些错误信念和过高的期望值,最终可能导致男女两性关系的破裂和终止。随着过早(早期)射精精神压力的与日俱增,"表现性焦虑"随之而至,男性将更多注意力放在自己射精前性交时间的长短上。最后,"表现性焦虑"将进一步导致男性勃起功能障碍和逃避性生活。

多年以来,过早(早期)射精定义的标准变化较大,表达方式也差异明显。Masters 和 Johnson(1970)提出,当男子"不能在足够长的阴道性交过程中控制自己的射精反应,以至于 50% 以上的性交都不能令性伴侣满意"时,即可诊断为过早射精。但是,这一定义也同样存在一个问题,即不论时间持续多长,很大一部分女性都不能通过性交达到性高潮!因而,将性伴侣满意作为评判标准是否准确,有待商议。而且,如果认为这一问题仅出现在异性恋中,也是不准确的。

显然,目前学界尚未确定一个可普遍接受的过早(早期)射精的定义标准。回顾性分析显示,Metz 等(1997)学者指出,插入后射精时间长短,并不能作为过早(早期)射精定义的实用标准。因为,研究表明,男性射精时间从 1 分钟至

10分钟不等。因此,DSM-Ⅳ-TR中尽量避免采用客观标准,而是希望根据临床表现进行判断。

除了对定义的意见不同,学者对是否应该将过早射精视为一种性功能障碍也存在争议。包括 Kinsey 在内的众多学者(1948)观察到,大多数哺乳动物在插入时或插入后随即射精。Kinsey 研究小组采访结果表明,75%的6 000 名以上随访男性在阴道插入2分钟内射精。基于各组数据信息,Kinsey 及其同事提出了一种进化学观点:如此迅速和强烈射精反应可能是动物的适应性本能,即某种意义上的"优势"表现。回顾性分析后,Hong(1984)也提出了相同观点,认为"过早射精本身不应该引起临床关注,除非射精时间非常短,如插入后立刻射精"。对于那些重视伴侣愉悦感的人来说,Hong 解释道:"女性的性满足,并不仅限于男性射精时间的长短,它还可以通过其他更好的方法来实现。"尽管这一定义仅针对异性恋人群,我们必须清楚,某种意义上,过早(早期)射精可能是一种"适应性"表现,我们不要随意冠之性功能障碍的称谓。

最近,学者采用阴道内射精潜伏期(intromission and intravaginal ejaculation,IELT)来界定过早(早期)射精的标准。IELT,即采用"秒表"测定阴道插入至射精的时间(Waldinger 和 Schweitzer,2005)。

然而,不论争议如何,许多男性确实由于过早(早期)射精问题而备受困扰,对男性及其伴侣乃至他们的两性关系,都造成了不可估量的伤害。Kaplan(1979)认为,饱受过早(早期)射精问题困扰的男性,容易产生不自信、失败感和抑郁情绪,乃至最终的性功能障碍(如性欲望缺失和勃起困难)。某些男性可能难以理解,自己为什么会过早射精,错误地认为它是由于诸如"个人能力弱或我很自私"的原因。

尽管许多男女享受"性前戏"和阴蒂或阴茎直接刺激方式,但有些人仍然相信,阴道性交的刺激"更好",或者阴道插入是性活动唯一可接受的方式。当某一男性出现射精潜伏期问题时,其注重性交的伴侣可能会很失望,并对性交失去兴趣。伴侣也可能对早期射精原因做出错误的推断,如"他这么快射精,一定是因为我不吸引人",或者"他不再喜欢我了",等等。不难看出,这种想法,特别是抱有过高期望值和容易忧虑时,很可能对两性关系造成非常不利的影响。

过早(早期)射精的另一副作用,是男性诉求失败后求助于其他"丹方",以期延长其"持久力"。例如,某些人试图通过身体上或情感上的隐忍不射来推迟性高潮,其他人可能尝试联想到经济或工作上的困难而转移性愉悦感觉,少数人甚至采用多个避孕套或想象与性无关的事情来降低他们的性兴奋,等等。有时候,这些"解决方法"虽能起到一定的缓解效果,却有可能导致另一种男性性功能障碍——勃起功能障碍。总而言之,过早(早期)射精能对男性产生极其深远的负面影响。

二、发 病 率

文献报道过早(早期)射精的发病率各不相同。这种差异说明目前尚缺乏统一过早(早期)射精的定义标准,众多研究中学者采用的设计和人群对象也各式各样。Masters 和 Johnson(1970)认为,过早(早期)射精是一种最常见的男性性功能障碍。事实上,当将患者自我报告方式作为过早(早期)射精的检测方式时,其发病率高达 30%;而采取严格的过早(早期)射精诊断标准和精确检测方式时,其发病率大幅度降低至 1%~3%(Althof 等,2010)。过高的过早(早期)射精发病率说明,自我报告的检测方式可能将那些"一过性"的过早(早期)射精和自以为过早(早期)射精的男性纳入在内(其实,他们的性功能在统计学正常范围内,并未达到 DSM-V 标准)。不论男性主诉的过早(早期)射精是否达到诊断标准,他们及其伴侣都可能感到明显的痛苦和抑郁。

三、病　　因

1. 生物学因素

自 Masters 和 Johnson(1970)性学研究开展以来至 20 世纪 80 年代末期,过早(早期)射精多被认为是由于心理因素(如焦虑)影响所致。缺乏任何可行的生物学证据,使得心理学原因的观点更加盛行。然而,令早期性学家非常吃惊的是,有学者找到了过早(早期)射精功能障碍的生物学证据。其中,过早射精男性大脑皮层诱发电位异常(Fanciullacci 等,1988)和中枢血清素神经传递紊乱(Waldinger 等,1998),可能是两项最新的研究成果。后一研究,是受到男性服用 SSRI 药物后射精功能受到抑制的启发。事实上,SSRI 药物现已成为常规治疗过早(早期)射精的"标杆"。学者认为,血清素受体的异常,可导致性刺激时阈值低下,由此出现快速射精。对于那些获得性过早(早期)射精患者而言,慢性细菌性前列腺炎,可能是另一种致病因素(Shamloul 和 el-Nashaar,

2006)。总之,终身和获得性过早(早期)射精生物学致病机制的提出,使我们再不能通过单一的心理学理论来解释这种性功能障碍了。

2. 心理学因素

在越来越多过早(早期)射精生物学致病观点的影响下,如今心理学理论似乎不再那么令人信服。此外,缺乏良好对照研究和相关数据支持,也是心理学理论的不足之处。Althof 等(2010)指出,虽然许多心理学因素被发现与过早(早期)射精相关,如性虐待、消极性态度、抑郁、不良身体形象和表现性焦虑等,它们均不能作为过早(早期)射精的可行性解释。而且,某些心理学原因,如表现性焦虑,可能与过早(早期)射精之间存在一种相互影响的关系。表现性焦虑可能导致过早(早期)射精,一旦形成,它又反过来进一步加重表现性焦虑(Althof 等,2010)。临床上,当男性与其伴侣被告知过早(早期)射精是由于生物学因素所致时,他们往往会有一种如释重负的感觉,不再相互责备和苦恼。之所以这样,是因为过早(早期)射精常被认为是一种男性软弱和缺乏"持久力"的象征。因此,一旦发现是生物学因素所致时,男性则会对女性伴侣说这是生理而不是自己的心理问题。

案例	过早(早期)射精所致勃起功能障碍

Bill,现年 42 岁,由家庭医师介绍到男性健康中心治疗,其勃起功能障碍患病时间约 1 年。患者报告,过去 1 年半时间内,他与 Mary(年龄 39 岁)保持着非常满意的两性关系。此前,Mary 离异、独自生活。Bill 在 7 年前离婚,与兄弟住在一起,有两个女儿(10 岁和 18 岁)。如今,每隔一个周末,Bill 的女儿会来陪伴他,而 Mary 则离开。偶尔,Bill 和 Mary 也会待在一起,行"房事之乐"。多数情况下,Bill 女儿不在的另一个周末,他们才有机会发生性关系。

Bill 报告,自己有高血压和高血脂病史。最近,检查发现总睾酮水平低下。Mary 无任何病史,Bill 和 Mary 均无精神健康或药物滥用问题。首次面谈时,Bill 回忆,性生活时自己的阴道内射精潜伏期(IELT)总时间未超过 1 分钟。与前妻和其他伴侣性生活时,Bill 从未认识到这一问题,也并不在意。Mary 是第一个提出此问题并认为他有过早射精问题的伴侣。

Mary 时常会因为 Bill 的过早射精而变得沮丧，怀疑是否因为自己不够吸引人。然而，这种说法似乎有些讽刺意味。因为，如果男子过早射精是由于性唤起水平过高而不是性唤起缺乏，我们可能会得出相反结论——性伴侣太吸引人了?! 无论如何，在这种言论的影响下，Bill 对性行为高度警觉，随即出现阴茎勃起功能障碍，以及随后对性活动采取逃避策略。由此，Mary 敦促 Bill 就医治"病"。

评 论

　　Bill 的勃起功能障碍，更多的是由于对他过早（早期）射精高度关注所致。然后，表现性焦虑随之而至，他感到夫妻双方在性活动中均缺乏安全感，更多以性行为表现论成败。Bill 是一位业余音乐人，能很好地理解表现性焦虑的概念。有时，在见多识广的音乐观众面前演奏时，他也会产生类似心情，能理解表现性焦虑对夫妻性生活的影响，因为独自手淫或夜间睡眠时，他能够达到并维持完全阴茎勃起。随后，我们向 Mary 和 Bill 解释了表现性焦虑的概念及其对夫妻性生活的影响，他们此后将性生活重点放在性愉悦和亲密而不是射精时间上，不再相互责备，而是着眼如何恢复正常的性生活。而且，我们还向 Mary 解释道，阴道内射精潜伏期（IELT），更多的是一种生物学概念，并不存在任何性吸引和性唤起方面的问题。此后，Bill 过早（早期）射精的症状逐渐减轻。

　　此外，本案例中还存在另一影响因素——Bill 和 Mary 的性活动机会，因其作息方式而受到一定限制，性生活压力也相应增加。同时，这种生活方式，亦可能加重 Bill 的表现性焦虑。即使他们其中一人兴致不高时，也迫切感到要抓住这来之不易的性交机会。

第六章

女性性兴趣/唤起功能障碍

Female Sexual Interest/Arousal Disorder

一、描述和临床表现

性兴趣,是指个人从事性活动的欲望或动力。性唤起,不同时期的定义不同。DSM-Ⅳ-TR(美国精神病学会,2000)中,性唤起被定义为性兴奋时的个体反应。对女性而言,它指血管充血、阴道湿润和外生殖器肿胀。当然,亦有学者(Bancroft,2005;Graham 和 Bancroft,2009)从更广泛的角度看待性唤起,认为它应是人体的一种生理状态,除生殖器唤起之外,还涉及性愉悦的动机、对性相关信息的关注和一般性唤起等。

过去,尽管性兴趣和性唤起相互关联,但它们一度被认为是男、女性反应中各自独立的反应。部分原因,可能是因为第三版 DSM 中(DSM-Ⅲ,美国精神病学会,1980),各种性功能障碍的命名主要基于 Masters 和 Johnson 的性反应周期(sexual response cycle)(1966,1970)和 Kaplan 的性欲望(sexual desire)观点(性欲望是性反应过程的第一阶段)(1979)。学者提出,性反应由 3 种不同的阶段构成:性欲望、性唤起和性高潮。DSM-Ⅲ分类系统也是因此而拟定的。最近,DSM-Ⅳ-TR 版本中,学者设定了性欲望低下功能障碍(hypoactive sexual desire disorder,HSDD)和女性性唤起功能障碍(female sexual arousal disorder,FSAD)诊断类型。HSDD,被定义为忧虑所致性幻想丧失和性活动欲望缺乏。而 FSAD 的最显著特征,则是持续或反复出现的、难以达到或维持足够"生殖器湿润-肿胀反应"(lubrication-swelling response)的能力。

在第二章和第七章中,我们对男性功能障碍进行了深入、详细的介绍。简单而言,男性兴趣或欲望来自大脑,唤起或勃起则表现在身体部分,包括阴茎。然而,对于女性而言,这种命名和大脑/身体二分法(mind/body split)却存在一定争议。最近,在反复研究和学术交流的基础上,DSM－Ⅴ解决了男、女之间表达方式差异的问题。尽管仍然保留男性性唤起和性欲望的诊断方式(参见第二章和第七章),在女性中则合二为一,变成一种新的诊断类型,即"女性性兴趣/性唤起功能障碍"(美国精神病学会,2013)。

其他类型性功能的命名未经历如此显著的改变,可能是由于这些类型性功能障碍的诊断标准并未引起严重分歧(Binik,2010)。最终,专家决定将两项诊断结合在一起,正如 DSM－Ⅴ 版专家组所强调的,我们不能有效区分女性性欲望和性唤起,女性自己也难以感受到两种独立的性欲望和性唤起反应(Brotto 等,2009;Grahan 等,2004)。近来,许多研究采用女性性功能指数(Female Sexual Function Index,FSFI;Rosen 等,2000)这种常见的女性性功能评估方式来评价性欲望与性唤起定义域之间的相关性,就充分说明了这一点。众多研究结果显示,两者之间相关系数在 0.52～0.85 范围内(Brotto,2010),表明女性的性欲望与性唤起存在明显重叠现象。显然,当相关系数为 0.52 时,表明这种定义域既存在一定重叠,也具备各自独特性。

不论被定义独立的反应还是一种"身心"二元论方式,我们对女性性兴趣和性唤起的认识,仍不十分清楚。20 世纪,性领域内文化规范经历了巨大变化,以至于这一困惑仍然存在。曾经,人们一度认为女性性欲望和性幻想的或缺很平常,以为她们的"性"是为了生育或取悦男性伴侣而设定的。当然,当下也出现了另一种错误思潮,认为女性也应同男性一样,对"性"总是感兴趣和总是能够性唤起。现实社会中,这两种观点时常相互交错,使得女性自己有时难以辨清是非,许多女性也因此而十分困惑。一位患者曾经诉说道,她从小就相信,"好女孩"不应该对"性"感兴趣或以此为乐。当她发现自己在课堂上做"性"的白日梦或与异性性接触感到阴道湿润时,会十分自责、羞愧。几年以后,这位女性来到诊所,因为她仅在某些特定情况下才会对性感兴趣(如孩子熟睡或不在家,工作后非常轻松时),其他情况时总是拒绝丈夫的性要求,性生活也是每 2～4 周才一次,以至于夫妻双方均为她的性欲望低下而非常担忧。这位女性患者总是感到:"如果我做了就会'下地狱',不做就会受到谴责。"因此,我们治疗的一个重要内容,就是帮助她遵循自己的"性"心声,而不是仅想到一个母亲的角色或丈夫的要求。

当某一女性对性的心理兴趣和(或)性刺激时身体反应缺失或持续低下时,即可诊断为女性性兴趣/唤起功能障碍。由于需达到 DSM－Ⅴ 6 项症状中的 3 项才能满足诊断要求,这种女性性功能障碍时常呈现不同的表现方式。事实上,两位诊断为女性性兴趣/唤起功能障碍的患者,会表现出完全不同的症状群。例如,某一患者可能表现为性幻想、性想法和性欲望的缺乏,但可感受到身体性反应,某些情况下甚至可在性活动中体验到性愉悦;另一位患者,却发现难以感受到身体性反应,缺乏性愉悦感觉。有关女性性兴趣/唤起功能障碍的具体诊断标准,详见 DSM‐Ⅴ(302.72)(美国精神病学会,2013)。

需要注意的是,患者的症状必须持续至少 6 个月时间,诊断方可成立。因为,一定压力和生活窘境下,女性性兴趣和性欲望的短暂变化是情有可原的。此外,也有学者认为,如果女性在 75%~100% 的性接触中性唤起水平降低,亦可诊断性兴趣/唤起功能障碍,力图将女性性唤起的变化变得有可操作性(标准 A4 和 A6),并结合临床表现做出最终诊断。通常,随着年龄的增长,女性的性想法和性幻想逐渐减少,而以绝经后身体反应的变化更为明显,如阴道润滑程度明显降低(Bancroft 等,2003c;Johannes 和 Avis,1997;Purifoy 等,1992;Dennerstein 等,2000)。缺乏这方面的知识,时常引起女性过度担忧。相对而言,男性可能接受到更多有关年龄增长所致身体变化及其对勃起功能影响的心理教育。最后,我们必须明确,女性是否感受到性兴趣/唤起降低或缺乏所致的明显痛苦,或者她们的问题仅是由于性伴侣双方性欲望水平不匹配所致。临床上,我们常遇到,有些寻求治疗的夫妻是以女性性兴趣低下为诉求的,访谈后我们发现他们的问题是由于男性性兴趣较高的原因,男性期望 1~2 天性交一次(或更多),而女性仅希望每周性交 1~2 次。这种男女之间性兴趣水平不匹配的现象,不应诊断为女性性兴趣/唤起功能障碍。

二、发 病 率

作为一种新型诊断方式,目前尚缺乏有关女性性兴趣/唤起功能障碍研究的报道。既往许多研究分别调查了女性性兴趣低下(HSDD)和性唤起低下(FSAD)的发病率。虽然不同研究报道的发病率不同,但以性兴趣(或欲望)低下性功能障碍最为常见。一项最常引用的报道显示,美国普通人群中女性性欲望低下的发病率达到 22%(Laumann 等,1999)。同时,一项更近的国际调查报道了相似的高发病率：居住英国的女性，10%以上报道性欲望低下时间持续6个月或更长，40%以上报道性欲望低下时间至少1个月（Mercer等，2003）。一项涉及29个国家女性的研究报道显示，女性性欲望低下的发病率为26%～43%（Laumann等，2005）。总之，众多学者研究结果表明，其发病率多在20%～40%（Lieblum等，2006；West等，2008；Oberg等，2004；Mercer等，2003；Laumann等，2005）。更重要的是，Brotti等（2010）指出，这些发病率仅是一种自我报告的数据，并未考虑到女性的痛苦症状或人际交往问题。如果考虑在内，女性HSDD的发病率急剧下降，波动在7.2%（Bancroft等，2003c）或8.3%（West等，2008）至23%（Witting等，2008）范围内。学者研究发现，尽管大部分女性报告性兴趣或欲望低下，却并不伴随痛苦症状（Oberg等，2004；Shifren等，2008；Dennerstein等，2006）。而且，性欲望低下合并痛苦的HSDD发病率，又因女性年龄、生育状态和宗教信仰不同而差异明显（Brotto，2010）。其中，发病率最高的是外科手术所致绝经的年轻女性。

同样，调查性唤起障碍发病率的研究，也未包括诊断FSAD要求的所有信息。许多问卷并未询问调查对象是否痛苦，性刺激是否缺乏。一项早期问卷调查，询问100位夫妻是否存在性唤起障碍问题，发现仅一半（48%）女性难以性唤起。进一步调查发现，38%的女性是由于缺乏足够的"前戏"（foreplay）所致，因而不能诊断为FSAD（Frank等，1978）。大多数FSAD发病率的研究，主要关注女性阴道湿润的问题。调查结果显示，约2.6%的女性存在这类问题，不能达到或维持足够阴道湿润，持续时间至少6个月（Mercer等，2003）。对生活在英国的女性人群调查后，Graham（2010b）发现有持续性阴道湿润问题（3个月或更长）的发病率波动在2.6%（Mercer等，2003）至28%（Dunn等，1998）。Bancroft（2003c）发现，31.2%的美国女异性恋报告她们阴道湿润困难，但持续时间仅1个月。一项面对面的访谈中，Laumann等（1999）发现，20.6%的美国女性1年之中至少有数月时间存在阴道湿润困难，但这类女性并未因此而痛苦（Bancroft等，2003c；Oberg等，2004；Shifren等，2008）。例如，一项流行病学研究中，Shifren及其同事报道，美国女性性唤起障碍的发病率为25.3%，但仅3.3%～6.0%的女性性唤起障碍且伴有痛苦。目前，几乎所有研究报道，随着女性年龄增长，阴道湿润问题不断加重。通常，这类研究并未纳入绝经期女性，也未询问她们是否痛苦。很可能，随着性兴趣变化，年长女性阴道湿润的问题更为常见，却少有痛苦。

三、病　　因

1. 生物学因素

目前,有关女性性欲望低下的生物学因素,尚不十分清楚。研究和讨论最多的是女性内分泌功能在性欲望中的作用。目前,相关的间接研究,主要涉及雄激素和雌激素水平与性欲望的关系。例如,既往研究显示,自然绝经女性的性欲望水平降低,而手术所致绝经的年轻女性,随着雌二醇和睾酮水平的急剧降低,她们 HSDD 的发病率达到最高(Alexander 等,2004;Dennerstein 等,2005;Gracia 等,2007)。而且,研究显示,接近排卵期女性的性欲望水平增高(Bullivant 等,2004;Diamond 和 Wallen,2011;Pillsworth 等,2004),正常月经周期中女性卵巢激素被化学抑制时,性欲望水平随即降低(Schmidt 等,2009)。

然而,激素与女性性欲望关系的直接研究,并未得出明确结论。一项针对年轻女大学生的调查报道显示,随着女性自然月经周期中激素水平的波动,雌二醇水平与性欲望之间呈正相关、孕酮水平与性欲望之间呈负相关(Roney 和 Simmons,2013),但这些研究并未证实激素水平与性欲望之间的直接关系。此外,更早研究中(Sherwin,1998),学者报道,低下睾酮水平并未导致女性性欲望水平的降低。最近,许多大样本流行病学研究发现,女性体内睾酮水平与性欲望之间存在一种极低或全无的关系(Davis 等,2005;Guthrie 等,2004;Santoro 等,2005)。

因此,虽然睾酮与男性性欲望之间的关系明确(参见第二章和第七章),女性中却并非如此。有学者指出(Brotto 和 Luria,2014;Davis 等,2004),之所以研究结果不明确,部分原因是由于当前检测睾酮水平方法主要针对男性,或高雄激素水平女性。相信未来研究能够解决这类问题。

与性欲望相比,激素水平与性唤起之间的关系可能更清楚一些,特别是雌激素与身体性唤起之间的关系。绝经时雌二醇水平的降低和哺乳期催乳素水平的升高,与生殖器血流和血管充血减少有关,可导致阴道湿润程度降低(Graziottin 和 Leiblum,2005;Guthrie 等,2004;Dennerstein 等,2000;Simon,2011)。

血管和神经因素,也可直接引起女性性唤起方面的问题。多发性硬化(Hulter,1999;Lew-Starowicz 和 Rola,2013)、盆腔血管疾患(Schover 和 Jensen,1988)和糖尿病(Spector 等,1993)导致人体功能损害时,女性性唤起水平也随之降低。严重性唤起障碍,仅见于 1 型和 2 型糖尿病女性患者。但是,研究并未证实性唤起与糖化血红蛋白水平之间的关系(Wandell 和 Brorsson,2000;Erol 等,2002;Enzlin 等,2003)。女性服用的药物,特别是 SSRI(抗抑郁药)和 SNRI(双受体抗抑郁药),也可能削弱女性的性唤起水平和阴道湿润程度(Frohlich 和 Meston,2000;Kennedy 和 Rizvi,2009)。此外,亦有研究报道,激素避孕法也可能对性唤起产生负面影响(Smith 等,2014)。

同时,我们也必须考虑生物学因素对性欲望和性唤起的间接影响。某些罹患慢性疾病或医学问题的女性,会伴随许多心理-社会压力、身体疼痛和(或)身体功能与外貌方面的变化,所有这些因素均可能反过来减弱女性的性兴趣。

2. 心理-社会因素

许多心理-社会因素,如社会、个人和人际关系问题,可能与女性性兴趣和(或)唤起低下的出现和(或)维持有一定关系。就社会因素而言,如早期习得性行为规范,如女性对"性"感兴趣便会与"邪恶"或罪恶联系在一起,以至于女性的性兴趣背负着长久的负罪感,性兴趣受到抑制。这种"性"的罪恶感和保守观点,与女性性兴趣和性唤起障碍的形成有着不可分割的关系(Nobre 等,2008;Woo 等,2012)。

个人影响因素包括当前生活压力、抑郁或焦虑心情或既往性创伤史等。许多研究发现,既往性虐待可导致女性性兴趣水平的降低(Leonard 和 Follete,2002;Oberg 等,2002)。学者发现,约 1/3 性欲望低下和痛苦的经期女性,被诊断患有性欲望低下性功能障碍或抑郁症。而且,抑郁使得女性性欲望的问题更加复杂。因为,同时患有 HSDD 和抑郁的女性,报告了更糟糕的人际关系和性功能(Clayton 等,2012)。有些研究显示,与男性勃起功能障碍(ED)相似,表现性焦虑的形成、某些色情想法的缺乏和对性活动中失败的过度在意,均可导致女性性唤起功能障碍(Nobre 和 Pinto-Gouveia,2008)。

可对性欲望和唤起产生影响的人际关系因素,包括一般的伴侣间关系冲突和(或)更具体的性欲望沟通问题。许久以来,人们就反复证实,女性性欲望会受到伴侣关系总体质量的显著影响(Guthrie 等,2004)。例如,一项大型社区研究显示,在人口学、生物学和心理学因素良好控制的情况下,女性自我报告的伴侣关系僵硬即可引起性欲望和性唤起问题(Jiann 等,2009)。此外,与伴侣的性相容性不良时,女性也会出现性兴趣缺乏和性唤起低下。女性的大样本调查后,Witting等(2008)报道,"相容性"因素,如性兴趣不匹配、无性吸引力及"前戏"缺乏等,均与女性性兴趣和性唤起障碍有关联。毫不奇怪,不论是女同性恋或异性恋,伴侣二人关系一直是性兴趣和性唤起障碍的一项重要预测指标(Tracy和Junginger,2007)。一项国际调查中,Bancroft等(2003c)发现,性交往过程中,总体情绪不良和消极情感时,最容易导致女性痛苦。因此,性治疗中时常涉及一般夫妻问题的解决和沟通技巧,以及更具体的"性"沟通和应对策略。多数情况下,对于那些因为性兴趣和唤起问题寻求治疗的夫妻而言,一般人际关系往往是最根本的问题。

案例	女性性兴趣/性唤起功能障碍

　　Carol,52岁,女异性恋者,教师职业,因对性失去兴趣而就诊。Carol与54岁Darren结婚11年,是各自第二次婚姻。如今,Carol养育一个20岁儿子(第一次婚姻)和一个9岁女儿(第二次婚姻)。

　　Carol报告,过去5年中,她发现自己性兴趣逐渐降低。有时甚至根本无性欲望可言。此前,他们夫妻性生活频率约每周两次。2年前,她开始时常拒绝Darren的性行为企图,直到后来他不再要求。9个月以来,他们未曾性交,停止几乎所有的身体接触。Carol说道,她感到亲吻、抚摸或依偎在Darren身旁都是"不对"的,因为这有可能使他想到自己对性感兴趣,但是Carol又不想让他失望。Carol说道,自己不曾自慰或有过性幻想。

　　Carol回忆道,她出生在一个非常虔诚的基督教家庭,从小就相信,性欲望旺盛的女人是不道德的。她坦言,上大学以前自己从未自慰,后来才听到女同学谈及此事。大学后,她开始"有点性觉醒",并与少数几个伴侣有过性交。Carol认为,大学期间的性经历、第一次婚姻及与Darren第二次婚姻早期,自己的性兴趣水平适中。有时候,即使刚开始对性不甚感兴趣,最后也都能"进入角色"。而且,Carol说道,她总感到"性"有点难以应对,从未在任何性活动中与伴侣舒适地交流"自己喜欢什么"。

　　近年来,Carol感到内心压力不断增加。一方面,生病的母亲需要照料;另一方面,学校财政减少,可能面临裁员。每天工作也非常繁忙:全职工作、照料母亲和看管女儿。不仅如此,Carol感到最近几年阴道干燥更加明显,以至于有时感觉"性"接触不甚舒服。随着这种不舒适感的日益加重,她不再继续享受"性"快乐,最终也不再有任何性想法。Carol 承认,她与 Darren 从未谈及这一问题,因为她感到讨论这件事是非常令人尴尬的。

　　Carol 和 Darren 均告知,最近几年,双方都感到他们的总体关系出现裂痕。Darren 声称,自己感到被伤害、被拒绝以及由于 Carol 对性不感兴趣而很愤怒。他觉得自己被拒之门外,无论如何做都不能满足对方心愿。Carol 也察觉到 Darren 的受伤害和愤怒情绪,但它只会更进一步降低自己的性兴趣。

评　论

　　如前所述,很多潜在生物和心理-社会因素,都可导致女性性兴趣和性唤起障碍。本案例中,许多潜在因素一直存在,并在相互作用下引导上述问题出现,具体包括以下几点。

　　(1) Carol 的成长环境,让她对性产生一种羞耻感,且不知如何与伴侣进行沟通。

　　(2) Carol 对生活压力的总体感受。

　　(3) 年龄变化所带来的女性阴道变化,如阴道干燥。

　　(4) Carol 和 Darren 总体沟通技巧和相互关系处理上的问题。

　　因此,我们的治疗内容主要针对以下问题。

　　首先,询问 Carol 和 Darren,"性"意味着什么,什么是良好的"性"状态。Carol 诉说,一整天的辛勤工作后,Darren 的性要求让她感到是一种时间和精力上的"额外要求",这在她察觉到 Darren 的愤怒情绪和"性"不舒适感后,更加明显。我们要求,夫妻之间不再相互责备,从而消除性交压力。

　　其次,进行"感觉集中训练"(sensate focus exercise),即提高夫妻间沟通能力,告知对方自己喜欢什么,重获"性"舒适和愉悦目的。由于 Carol 成长环境中充满对性活动的羞耻感,从未学会公开表达自己的性欲望,"认知重建"(cognitive restructuring)方法可帮助她更好地理解性兴趣的意义。Carol 和 Darren 能够从沟通技巧（卧室内、外）的训练中受益，增加彼此之间的亲密感，体验和享受性活动。

最后，也是最重要的，建议夫妻性活动中使用阴道润滑剂。因为，夫妻报告他们从未使用过润滑剂，Carol 也常常将润滑剂与"性不道德女人"联系在一起。此外，成功治疗还需同时约谈 Carol 和 Darren。目前，虽仅 Carol 前来就诊，她的性兴趣丧失也与 Darren 的状况有很大关系。我们认为，如果缺少 Darren 在夫妻亲密感训练中的协助与合作，以便让 Carol 感受到亲切、关爱和放松，并保持与感觉集中训练的步调一致，成功治疗 Carol 的问题是不可能的！

第七章
男性性欲望低下功能障碍

Male Hypoactive Sexual Desire Disorder

一、描述和临床症状

性欲望,是指个人从事性活动的兴趣、动机或动力,包括性的想法和幻想。确切地说,男性性欲望低下功能障碍是 DSM-Ⅴ(美国精神病学会,2013)中一项新的诊断方式。此前版本中仅包含一种同时适用于男性和女性的、性别非特异性的性功能障碍,即性欲望低下功能障碍(美国精神病学会,2000)。如今,DSM-Ⅴ则将女性性欲望和性唤起问题归类为一种性功能障碍。对男性而言,DSM-Ⅳ-TR 与 DSM-Ⅴ版本之间,性欲望低下功能障碍(HSDD)的定义无明显区别。最显著特点是当前性欲望低下的诊断仅适用于男性人群,因而标定为男性性欲望低下功能障碍(MHSDD)。而且,相对过去性欲望功能障碍的标准,即"持续"性欲望低下,如今诊断标准更具操作性,它要求症状维持至少6个月时间。

因此,MHSDD 定义为持续或反复的性欲望缺失,包括性想法、性幻想,其症状持续至少 6 个月时间,且导致男性患者性痛苦。具体诊断标准,详见 DSM-Ⅴ中 MHSDD(302.71)(美国精神病学会,2013)。

尽管各类 DSM 版本中,这类男性功能障碍的改动较少,我们却对之了解甚少,相关研究也明显少于女性。究其原因,可能是临床上主诉这类问题的男性患者数量很少。通常,临床上男性患者以勃起功能障碍居多,女性患者则更关心她们的性欲望问题(Kedde 等,2011)。

有时候,社会道德规范使得男性难以正确理解性欲望的概念,很少报道性欲望低下。正如 Zilbergeld(1999)所言,有关男性性功能的神话,男、女皆深信不疑:男人应该总是对"性"感兴趣并时刻为之准备着。然而,根据我们和许多其他专家（McCarthy，2009a）的经验，男性也存在性欲望的问题，并较我们想象的要复杂和多样化。与女性一样，男性时常受到各种性欲望影响因素的干扰，如年龄、激素水平、关系问题、压力、情绪状态和焦虑，等等。所有这些因素及伴侣的性功能状态，最终可导致男性性欲望（或性兴趣）障碍。最近，我们接诊了一位健康男性。Mark，54 岁，对自己当前性行为表现有些困惑，想知道这是否是由于睾酮水平降低的缘故。作为一个外表帅气的男人，Mark 不乏异性追求者，近十年来偶尔也会与一面之交的女性发生性关系。但是，在这种过去习以为常的境遇中，他现在却发现自己毫无性欲望可言。Mark 感到自己的性行为表现非常糟糕，朋友也因为他总是拒绝女性而取笑他，Mark 想知道自己是哪方面出现了问题。实验室检查显示，Mark 的睾酮水平正常，进一步询问亦无 HSDD 表现，且时常产生"性"的想法和幻想，对手淫亦感兴趣。只不过，自己不再对陌生女性有性亲密的兴趣。简单治疗后，我们帮助 Mark 认识到，他与某一伴侣发生性关系的理由和性的意义已经时过境迁了。年轻时候，"性"单纯是一种身体上的乐趣。现在，他更想找到一位能够与自己分享生活的伴侣。他说道，自己感觉到被女人"利用"了，她们只想与他发生性关系，而不是深入了解他。尽管 Mark 并非 MHSDD，他的故事表明，世俗观点中对男性性欲望的误解仍比较普遍。不仅 Mark 这样认为，即如果男人不想与任何人、在任何地点发生性关系，便是生理上有问题，他的朋友也因此而取笑他，暗示他的性感觉不正常。我们认为，如果这一故事发生在某位女性身上，她朋友则可能不会有这种想法。任何人不会因为一位女性拒绝与陌生人发生性关系，就认为她存在性功能方面的问题。

当然，我们还需排除另一种可能，即男性报道的性欲望问题，其实是某一潜在问题或性唤起方式的表象，并非实际上的 MHSDD。正如 Meana 和 Steiner（2014）所言，有时候，性欲望低下表现可能只是一种伪像或性抑制，男性的性欲望却在与其他伴侣的性活动中依然如故地正常出现。因此，当某一男性或夫妻主诉男子的性欲望低下时，我们需要考虑各种影响因素。在第十二章中，详细评估性功能问题的心理-社会因素时，我们强调个人、一对一的单独访谈的重要性。通常，这种访谈有助于发现，尽管男性伴侣的性欲望低下，但他们的性兴趣、性幻想和手淫行为却基本正常。之所以与当前伴侣在一起时性欲望低下，可能是由于：① 二人关系或身体外形方面的变化，男性缺乏自信或伴侣缺乏性吸引力。② 出现了婚外情问题。③ 男性的性取向或性唤起方式改变,不能与现有伴侣继续享受异性恋性活动。所以,诊断和治疗前,必须对这些个人因素进行仔细评估。

DSM－Ⅴ版本的具体要求,有助于我们更好地辨别这些问题。当性欲望低下的出现是最近而非终身时,我们必须评估 MHSDD 显现邻近阶段个人的健康状况、生活压力和相互关系等因素,均是我们的治疗内容。同样,我们还需评估,男性是否在任何情况下都对伴侣不感"性"趣,性欲望低下是夫妻关系的问题还是伴侣性吸引力降低所致,或是男性性兴趣仅在他的夫妻性生活之外才能够得到满足。

二、发病率

尽管男性性欲望低下的发病率可通过流行病学调查得以评估,但它不能包括所有 HSDD 症状。也就是说,虽然可以询问男性是否性欲望低下或性兴趣缺乏,却并未了解到他们的问题是否持续存在和令人痛苦。而且,由于研究方法和受访者年龄上的差异,男性性欲望低下发病率的数据变化较大。尽管如此,众多研究仍然得出一致结论,与年轻男性相比,年长男性的性欲望低下表现更为常见(Araujo 等,2004;Fugl-Meyer 和 Sjogren Fugl-Meyer,1999;Laumann 等,1999,2005)。其中,美国调查报道,MHSDD 的发病率为 4.8%(Laumann 等,2009),瑞典 66～74 岁男性 HSDD 的发病率为 41%(Fugl-Meyer 等,1999)。总体研究表明,男性性欲望低下或性兴趣缺失的发病率为14%～17%(Frank 等,1978;Laumann 等,1999;Mercer 等,2003;Najman 等,2003;Fugl-Meyer 和 Sjogren Fugl-Meyer,1999)。

如果调查内容涉及性兴趣缺失是否持续存在,MHSDD 的发病率就明显降低。例如,一项英国男性的大样本问卷中(性态度和生活方式的全国调查,NATSAL),学者发现 17.1% 的 16～44 岁男性存在性兴趣缺失。但是,仅1.8%报告性兴趣缺失时间持续 6 个月以上(Mercer 等,2003)。同样,一项美国男性研究报道,4.8%的 40～80 岁男性偶有性欲望缺失,仅 3.3%的男性性兴趣缺失反复出现(Laumann 等,2009)。遗憾的是,目前尚无任何文献报道,男性性兴趣缺失持续 6 个月以上,且伴随明显痛苦的发病率。正如 Brotto(2010)指出的,尽管不十分确定男性性欲望低下是否令他们痛苦,但女性对象的表现说明,虽然许多女性性欲望低下,却不一定感到痛苦(参见第六章)。

最近,学者对生活在葡萄牙、克罗地亚和挪威的男性进行了一项国际调查,询问了"令人痛苦、持续时间 2 个月以上的性兴趣低下"问题(Carvalheria 等,2014)。尽管这一标准与 DSM-Ⅴ 中 MHSDD 的要求不完全吻合,但却很相近,包括了个人的痛苦症状和持续时间。研究报道,14.4% 的男性性兴趣缺失持续 2 个月以上时间,而且感到痛苦。有趣的是,与上述其他研究不同,此次学者发现,年龄增长与性欲望低下程度并非呈正相关。相反,研究显示,令人痛苦的性欲望低下功能障碍多见于 30～39 岁的男性。因此,虽然与女性一样,男性性欲望水平可能随着年龄增长而降低,但仅年轻男性对其 HSDD 感到明显痛苦。

通过以上研究,我们不难发现,男性性欲望低下并非少见(Mercer 等,2003;Fugl-Meyer 和 Sjogren Fugl-Meyer,1999),有时候可能是第二常见甚至超过勃起功能障碍的发病率(Najman 等,2003)。但是,虽然一般人群中这种发病率较高,但与临床上观察到的结果不同,各种性功能问题仍以勃起功能障碍最为常见(Kedde 等,2011),与文献中报道的勃起功能障碍/性欲望低下的比例(30∶1)也相差甚远(Meana 和 Steiner,2014)。可能的解释,是社会道德规范要求下,男性往往不愿公开讨论他们的性欲望问题,勃起功能障碍更容易被社会所接受。因为,勃起功能障碍被许多人认为是一种生理性问题。另一种原因,可能是性欲望低下,尤其是不伴随勃起功能障碍时,并不会给男性患者带来精神压力。因此,MHSDD 的发病率研究中,必须直接询问男性是否伴随痛苦等精神症状。

三、病　　因

1. 生物学因素

生物学因素对男性性欲望可产生明显影响。具体而言,学者多次报道,睾酮水平低下与性欲望降低有关(Brancroft,2005),不论是一般人群还是雄激素抑制的男性(如前列腺癌的治疗或在临床试验中)。此外,因雄激素水平低下而接受睾酮替代(testosterone replacement)治疗男性的性欲望水平有所提高,但雄激素水平正常男性服用睾酮药物,却无明显效果(Corona 等,2011;Khera 等,2011;Isidori 等,2005)。学者报道,3%～7% 的 30～69 岁男性,18% 的 70 岁以上男性,存在性腺功能减退或睾酮水平低下的问题(Araujo 等,2007)。睾酮水平低下,可能是老年男性性兴趣降低的主要原因。其他内分泌功能紊乱,包括严重高催乳素血症(血清催乳素水平升高明显)和甲状腺功能低下,也可能是男性性欲望水平降低的重要原因(Corona 等,2004,2007;Maggi 等,2013;Carani 等,2005)。

除了激素因素,许多药物和医学疾患亦可抑制男性性欲望的表达。抗忧虑药物,特别是 SSRI(选择性血清素再摄取抑制剂)和 SNRI(血清素/肾上腺素再摄取抑制剂,双重抑制剂)与男性反复报道的性兴趣和性欲望低下有关(Clayton 等,2009,2014)。非典型性抗忧虑药物,如安非拉酮、奈法唑酮和维拉唑酮,对性功能(包括性欲望)的影响作用较小(Clayton 等,2014,2013)。

神经系统疾病,如多发性硬化(multiple sclerosis,MS),与性欲望低下亦有一定关系,约 1/4 的 MS 患者报道性欲望低下(Lew-Starowicz 和 Rola,2014)。炎性肠病(inflammatory bowel disease,IBD),包括阶段性肠炎和溃疡性结肠炎,也可导致男性性兴趣水平降低。高达 33%～50% 的 IBD 患者报告性欲望和(或)性满意度水平降低。这是因为,治疗 IBD 的某些药物可导致男性血清睾酮水平的降低,且在他们感到痛苦时对性欲望的损害更明显。目前,我们尚难以区分 IBD 对性兴趣的损害作用是直接还是间接的(O'Toole 等,2014)。冠状动脉粥样硬化性心脏病和心功能衰竭、肾功能衰竭及艾滋病等,也被发现与男性性欲望低下功能障碍(MHSDD)存在一定关系(Bernardo,2001;Lallemand 等,2002;Meuleman 和 Van Lankveld,2005;Toorians 等,1997)。同样,我们亦不十分清楚这些慢性疾病对患者性欲望的影响,是直接的损害作用还是服用药物和(或)伴随的心理-社会压力所致的间接影响。

2. 心理-社会因素

与女性一样(参见第六章),许多心理-社会因素亦可导致男性性欲望功能障碍。事实上,已有研究(Corona 等,2004)报道,相对生物学因素而言,心理-社会因素更具有预测男性性欲望功能障碍的效应。通常,各种心理-社会影响因素包括个人问题(如精神健康问题、抑郁症、焦虑和压力等)、关系问题(如总体关系较差、沟通技巧问题和缺乏性魅力等)和伴侣的性功能与健康问题。有时候,男性对自己性功能某些方面的担忧,如勃起功能异常,亦可导致他们性欲望水平的降低。

Corona 等(2004)对临床上寻求性功能障碍治疗的男性患者进行抽样调查后发现,心理性问题对性欲望低下的预测作用超过激素和其他生物学因素。

既往患有精神疾患时,近 43% 的男性报道中度或重度性欲望缺失,而仅 16% 的精神健康男性存在类似问题。而且,个人因素(包括高强度工作压力),也会对男性性欲望产生影响(Carvalheria 等,2014;McCabe 和 Connaughton,2014;Pastuszak 等,2013;Schreiner-Engel 和 Schiavi,1986)。McCabe 等(2014)网上调查 311 位澳大利亚男性,发现 47.6% 的性欲望低下男性患有抑郁症,26.8% 的男性患有焦虑症。相对而言,健康男性的患病率仅为 15.3% 和 9.5%。由于"快感缺失"(anhedonia),即对过去感受愉悦的性活动丧失兴趣,是抑郁症的主要表现之一,男性抑郁时对性失去兴趣也不足为奇了。

　　抑郁症和焦虑症对个人性欲望的影响,可能略显复杂。在调查 919 位白种人的男异性恋性兴趣和性欲望表现后,Bancroft 等(2003b)报道,42% 的抑郁症男性抑郁时性兴趣降低,9.4% 的抑郁症男性抑郁时性兴趣提高;对焦虑症患者而言,其表现可能更为混杂,20.6% 的焦虑症男性焦虑时性兴趣提高,28.3% 的焦虑症男性焦虑时性兴趣降低。定性研究表明,某些男性抑郁时可能将性活动作为一种自我验证的方式,焦虑则会在特殊情况下作为一种压力释放方式而对男性的性欲望起到提高的作用。在对 662 位男同性恋进行调查后,学者也得出相似结论(Bancroft,2003a),47% 的抑郁症男性报道抑郁时性兴趣降低,16% 的抑郁症男性报道抑郁时性兴趣提高;焦虑时,24% 的男性声称性兴趣提高,39% 的男性声称性兴趣降低。需要指出的是,研究中这些男性并未诊断为 MHSDD 或其他性功能障碍,主要是年轻单身男性,且研究结果主要基于男性抑郁和焦虑时性欲望表现的回顾性分析。因此,这些结果可能不适用于年长或 MHSDD 男性。不论如何,以上研究仍然发现,个人情绪可以不同方式影响男性性欲望的表达。

　　除了上述一般心理问题,个人特殊的心理和认知因素也对男性性欲望的表达产生影响。这些因素包括文化道德规范(如性负疚感和性限制态度)和对勃起功能的表现性焦虑及担忧。例如,Carvalho 和 Nobre(2011)发现,性活动中,如果男性对自己勃起反应感到焦虑和抱有错误想法及某些性的限制态度时(如对"性交时仍有性幻想是不合适的"观念笃信不疑),均可导致性欲望水平降低。同样,McCabe 等(2014)报道,表现性焦虑、当前与性有关的消极态度和性负疚感,以及伴侣性功能方面的问题,均可导致男性性唤起障碍。此外,勃起反应的自信心,也是性欲望的一项重要影响因素。通过对葡萄牙、克罗地亚和挪威 5 255 位男性的网上调查,Carvalheira 等(2014)报道,达到和维持勃起能力的自信心不足时，男性性兴趣缺失的概率增加近 5 倍。

人际关系因素也被发现可对男性性欲望表现产生负面影响。伴侣性功能异常时，男性的性欲望水平也可能降低（McCabe 和 Connaughton，2014）；一项大样本、多元文化的网上调查显示，相对短期的性关系（低于 5 年）而言，长期性关系中男性更容易感到性兴趣缺乏和痛苦。如果感到伴侣不再性吸引人，男性性欲望水平也会随即降低。总之，人际关系因素，是仅次于疲劳和工作压力的、最常报道的性欲望功能障碍的原因之一（Carvalheira 等，2014）。

为了更好地了解人际关系因素与性欲望之间的关系，Corona 等（2004）提出了一种"关系因素"的理论，主要关注性活动过程中是否有以下表现：① 有负面影响性功能的疾病。② 存在性欲望低下、性高潮缺失或其他性功能问题，如男、女难以表达自己的性兴趣。③ 处于更年期。许多研究中，学者发现这些因素与勃起功能障碍患者的性欲望水平是否低下有关（Corona 等，2004，2006，2009）。而且，Corona 等发现，伴侣总体关系较差时，亦可导致 MHSDD。此外，关系因素还与性活动水平低下有关，而性活动水平低下又与轻度性腺功能减退相关。由此表明，人际关系问题与男性性兴趣低下之间，可能存在一种双向和自我维持的关系。

考虑到心理-社会因素对 MHSDD 影响的深度和广度，Corona 等（2010）提出，DSM－Ⅴ中对女性性兴趣/唤起障碍的限定要求，也应适用于男性MHSDD 的诊断。但是，这一建议并未纳入 DSM－Ⅴ中。因此，女性性欲望和性唤起问题中包括的伴侣因素、人际关系因素、个人脆弱性因素和文化/信仰因素，MHSDD 中却并未采纳。在此，我们认为，仍有必要提醒性健康从业人员，在评估和治疗 MHSDD 的过程中，需认真考虑这些因素的重要性。

案例	**男性性欲望低下功能障碍**

　　Silas，51 岁男性，与另一 49 岁男子 Richard"结婚"1 年。之前，他们一起共同生活了 8 年，各自事业有成。除"性"之外，他们所有方面均尽人意。Richard 十分"黏人"、总是渴望性接触，而 Silas 则是尽量避免亲热场景，时常感到性欲望低下，这也成为他们这对伴侣寻求治疗的原因。初次访谈中，Silas 回忆自己跟父亲一起长大，缺少父爱。其实，色情性刺激下 Silas

可成功手淫,偶然性邂逅中(约 2 个月一次)也能够性唤起。但是,Silas 对自己的外遇并无明显内疚感,仅担心潜在医学风险,经常检测是否患有性传播疾病(sexually transmitted disease)。

　　Silas 和 Richard 均承认,最初的伴侣性生活非常满意。然而,1 年之后,他们的性生活次数不断减少。然而,他们并未意识到这一问题,也从未交流和讨论。Richard 说道,因为很在意他们之间的这段关系,他"只能接受这种缺乏感情和性活动水平低下的状态了"。

　　当他们的伴侣性生活减少到每 6 个月一次时,Richard 难以忍受而寻求治疗。我们的治疗,主要是帮助 Silas 认识到伴侣生活中消极态度的危害性,若想维护长期稳定的伴侣关系,亲密和性交必不可少。几次治疗后,二人决定分居 1 年时间,均认同 Silas 对 Richard 的性兴趣丧失,短时间内难以改变,彼此分开不失为一种明智选择,但他们并不想结束"伴侣关系"。Silas 决定继续个人治疗,停止他已认识到的,对冒险、陌生性活动的"成瘾性"行为。同时,继续培养性亲密的能力。

评　论

　　Silas 性欲望低下,是长期彼此承诺的伴侣关系中的特有表现。Silas 发现,陌生/冒险性邂逅非常吸引人。因此,他的性欲望低下功能障碍,应贴上"针对特定伴侣和情景"的标签。当初,尽管伴侣性生活次数不多,但他们仍觉得在一起生活很有意义。因此,选择法定婚姻时,双方毫不犹豫。Silas 说,他希望法定婚姻能够为 Richard 带来安全感,激发更多的亲密感和性活动。这一理想落空后,Richard 变得非常沮丧,又因现状难以改变而顿感绝望。

　　Silas 错误认为,无论伴侣在一起多少年,性生活都应该一如既往,这也是大多数同性恋伴侣的想法,再平常不过。然而,尽管他喜爱和温柔的 Richard 对伴侣性生活态度如初,Silas 却对陌生性邂逅或一夜情情有独钟。我们的治疗,主要涉及伴侣关系常规信息和现实期望的宣教。但是,太多的伤害和沮丧,阻扰了伴侣当前关系的转变。为此,我们还需要帮助伴侣针对他们的婚姻做出果断决策，即使最后有可能是伴侣关系的解除。因为，虽然相处已有 8 年时间，但大部分时间内 Silas 和 Richard 都只是维系着一种性需求无法得到满足的伴侣关系。而且，与许多同性恋夫妻一样，他们不能感情用事地讨论彼此之间尴尬的境况。

第八章

生殖道-盆腔疼痛/插入功能障碍

Genito-Pelvic Pain/Penetration Disorder

一、描述和临床表现

生殖道-盆腔疼痛/插入功能障碍(genito-pelvic pain/penetration disorder, GPPPD),是将 DSM-Ⅳ-TR(美国精神病学会,2000)中两种性功能障碍——性交疼痛(dyspareunia)与阴道痉挛(vaginismus)合二为一的一种诊断方式。通常,性交疼痛是指生殖道和盆腔疼痛,阴道痉挛是指盆腔肌肉非自主性收缩或痉挛。DSM-Ⅴ(美国精神病学会,2013)中对 GPPPD 的诊断,适用于上述两种情况。GPPPD 可能涉及 4 种疼痛和(或)插入困难症状,且时常同时出现性交时插入困难、阴道或深部盆腔疼痛、阴道插入所致疼痛恐惧和尝试插入时盆腔肌肉紧张。任何一种症状维度明显时,即可诊断为 GPPPD。然而,由于各种症状多同时存在,为了更好地制订治疗计划,必须认真评估所有 4 种症状存在与否(Binik,2010a,2010b)。

目前,新版 DSM-Ⅴ之所以设定 GPPPD 这一新型诊断方式,部分原因是学者(Binik)对性交疼痛和阴道痉挛单独诊断的正确性提出了质疑。学者观察到,阴道插入困难和性交疼痛症状往往同时存在。许多诊断为阴道痉挛的女性,妇科检查时会感到外阴疼痛(Basson,1996;de Kruiff 等,2000;Reissing 等,2004)。最近,一项涉及 500 名葡萄牙女性的抽样调查中,学者报道 47.7% 的性交疼痛患者合并阴道痉挛,72.4% 的阴道痉挛患者合并性交疼痛(Peixoto 和 Nobre,2013)。

DSM-Ⅳ-TR 和 DSM-Ⅴ之间的第二个变化,反映了阴道痉挛是否真正以骨盆肌肉痉挛为特征的争议(Kingsberg 和 Kundson,2011;Reissing 等,2004)。自 DSM-Ⅲ(美国精神病学会,1980)制定以来,阴道痉挛被定义为阴道外周部分非自主性肌肉痉挛,使得性交时阴道插入困难或不能实现。正如 Binik (2010)所指出的,这种文献报道的症状至少可追溯至 18 世纪。但是,至今研究尚未证实,盆腔肌肉痉挛是否一直伴随阴道插入困难。因此,目前 GPPPD 的诊断,不再要求非自主性肌肉痉挛表现。

　　与 GPPPD 诊断相关的第三项争议,是性交疼痛和阴道痉挛诊断概念的归属问题,即哪一类诊断更准确、更有益:是性功能障碍范畴还是疼痛性疾病(Binik,2010)。有学者提出,将性交疼痛和阴道痉挛归类为一种干扰性活动的疼痛,可能更准确(Kingsberg 和 Kundson,2011;Binik 等,2002)。目前,研究表明,生殖道疼痛症状已成为性功能检测结构分析中的一项独立领域(Fugl-Meyer 等,2013;Rosen 等,2000)。而且,非盆腔慢性疼痛症状,如偏头痛,也与慢性生殖道-盆腔疼痛的感受颇为相似(Paterson 等,2009)。此外,生殖道-盆腔疼痛和阴道插入困难等症状,亦可在性活动之外其他情况中出现,说明它可能与更普遍、与性无关的痛苦情感有关。某些情况下,这种症状的出现可能与妇科检查或卫生巾使用时女性焦虑情感有关。一项青春期女孩的流行病学调查中,学者发现 28% 的处女在初次使用卫生巾时即报道严重的疼痛症状(Landry 和 Bergeron,2009)。此后,这些女孩在性交中更容易感到疼痛,表明性活动中疼痛可能是一种普通的阴道疼痛问题。因此,尽管其他类型性功能障碍可能直接出现在性活动中并干扰性愉悦和性功能,生殖道-盆腔疼痛/插入功能障碍亦可出现在性活动领域之外,对女性性功能产生一种直接的致病效应。这类女性,时常不遵循妇科健康管理建议、逃避常规盆腔检查和子宫颈癌筛选。如果不能插入卫生棉条,则会损害女性的总体功能,特别是那些生活方式特殊、难以常规使用月经垫的人群(如竞技游泳选手)。同时,对于备孕女性而言,这种性功能障碍也会造成不利影响,不论她们选择性交或是辅助生殖技术。

　　目前,DSM-V 中,GPPPD 暂被归类为一种性功能障碍。未来,即使 GPPPD 不再被考虑为一种性功能障碍,从事评估和治疗性功能障碍的人员仍不能忽视其重要性。因为,盆腔疼痛确实对个人性功能和性愉悦产生一种直接的损害作用。

　　虽未直接说明,但依据定义,GPPPD 仅适用于女性人群,因其症状涉及阴道插入困难和疼痛。DSM-V 中,GPPPD 之所以未纳入男性性交疼痛,是因为目前这方面研究很少、数据不足(Bergeron 等,2014)。然而,为数不多的数据表明,男性同样可能罹患许多影响盆腔和生殖器的疾患,并与疼痛的性活动息息相关。据估计,5%～15%的男性可能感受到性交疼痛(Bergeron 等,2014;Clemens 等,2005)。因本章主要讨论 DSM－Ⅴ中生殖道-盆腔疼痛/插入功能障碍,故回顾性分析也仅限于女性性交疼痛。GPPPD 的具体标准,详见 DSM－Ⅴ中 302.76。

通常,GPPPD 可能合并其他性功能障碍,特别是性欲望低下。最近,一项葡萄牙女性的研究中,学者发现近一半主诉性交疼痛或阴道痉挛的女性报告性欲望缺失(分别为 45.4%和48.2%)(Peixoto 和 Nobre,2013)。

尽管如此,性交疼痛和困难可能并未经常报道。一项研究显示,仅60%的患有慢性生殖道疼痛的女性寻求治疗,而其他40%的女性可能被遗漏(Harlow 等,2001)。因此,临床上常规询问 GPPPD 相关症状,尤其是那些主诉性欲望低下或性交次数稀缺的女性和夫妻,显得相当重要。

二、发病率

目前,由于生殖道-盆腔疼痛/插入功能障碍是 DSM－Ⅴ中一项新型诊断范畴,其发病率尚不十分清楚。女性生殖道-盆腔疼痛或性交疼痛以及阴道痉挛的发病率,多是一种估计值。而且,由于各项研究报道的数据变化较大,我们也难以进行系统分析。各种数据结果之所以变化较大,是由于女性样本的年龄和文化背景差异所致。例如,有些样本可能来自一般人群,有些样本可能源于妇科临床或性健康中心。此外,性交疼痛的评估和定义方式也存在一定的差异。

早期研究报道,一般人群中性交疼痛的发病率非常低,可能在 2%～7%(Peixoto 和 Nobre,2013)。最近,研究显示,年长和年轻女性性交疼痛的发病率分别为 6.5%～45%和14%～34%(van Lankveld 等,2010),而成年女性总体发病率为 1%～20%(Fugl-Meyer 等,2013)。

就阴道痉挛而言,相关研究也很缺乏。早期研究中,学者估计西方国家一般人群的发病率低于 1%(Fugl-Meyer 和 Sjogren Fugl-Meyer,1999;Ventegodt,1998)。最近,学者报道阴道痉挛的发病率升高至 5%～6.6%(Fugl-Meyer 等,2013;Peixoto 和 Nobre,2013)。总之,学者普遍认为,一般人群女性阴道痉挛发病率最准确的数据为 0.4%～6.0%(ter Kuile 和 Reissing,2014)。

临床上,阴道痉挛的患病报道较多,表明这种性功能障碍不仅多见,而且时常是个人或夫妻寻求治疗的原因。一项欧洲性功能问题的临床调查显示,阴道痉挛是女性第二常见性功能障碍，约25.5%的女性报告阴道痉挛症状（Nobre和Pinto-Gouveia，2008）。此外，在那些女性性权利得不到保障的国家和地区，包办婚姻、儿童婚姻、一夫多妻制和（或）寡妇过继等习俗盛行，阴道痉挛的患病率更高。一项研究中，学者采用Golombok Rust的性满意度量表（GRISS；Rust和Golombuk，1986）调查加纳某城市400位女性的患病情况，发现68.1%的女性患有阴道痉挛，其中6%的女性症状严重。另一项研究中，学者对土耳其某精神健康中心性功能障碍患者进行抽样调查，发现最常见诊断类型为阴道痉挛，约有58.06%的女性主诉这类症状。正如Yasan等（2009）所报道的，这些国家和地区的婚姻多由长辈安排，超过1/4的婚姻并未征得新娘同意。调查女性中阴道插入困难的高患病率现象，表明心理-社会因素和文化因素对女性在两性关系中角色的影响至关重要，不利情况下即可导致阴道痉挛。

GPPPD与女性年龄的关系尚不十分清楚。某些研究报道，生活早期女性性交疼痛和（或）阴道插入困难的发病率较高（Dunn等，1998；Laumann等，1999；ter Kuile等，2010；Traeen和Stigum，2010），但亦有研究报道，年长女性GPPPD的发病率更高（Amidu等，2010；Fugl-Meyer等，1999；Hawton等，1994；Osborn等，1998；Parish等，2007）。一项针对性活跃、青春期、高中女生的大样本流行病学调查显示，约20%的女生经历过6个月以上的性交时外阴疼痛症状（Landry和Bergeron，2011）。之所以这样，或许是阴道疼痛与年龄之间并非简单的线性关系。也就是说，GPPPD可能在青春期/成年早期以及绝经和年长女性中分别达到不同的最高峰。分娩后，女性GPPPD的风险也不断增加。一项研究显示，10%的女性产后可能感到生殖道-盆腔疼痛，且持续1年以上（Paterson等，2009）。这种女性产后疼痛症状的高发病现象，进一步说明GPPPD与年龄之间的复杂关系。

总之，由于各项研究报道的生殖道疼痛和性交困难发病率的变化差异较大，使得我们正确评估GPPPD性功能障碍的发病率非常困难。为更加准确把握其发病率，我们需完成更多标准和跨文化的研究。

三、病　　因

1. 生物学因素

许多生物学因素，可导致和（或）维持性交中或性交后生殖道和盆腔疼痛。

寻找和分析潜在生物学原因和维持因素,对于我们制订有效治疗方案非常重要。最常见导致或维持性交疼痛的生物学因素是雌激素缺乏,它可导致外阴阴道萎缩和阴道干燥。

其他与生殖道-盆腔疼痛有关的生物学和医学因素,包括子宫内膜异位、盆腔炎性疾病、间质性膀胱炎、子宫纤维瘤、生殖道感染(如念珠菌病、疱疹、细菌性阴道炎)、泌尿道感染、妇科治疗和其他肿瘤盆腔放化疗、先天性异常及阴道隔膜、会阴切开后瘢痕、卵巢脱垂和刺激性肠管综合征或炎性肠管疾病等(Fugl-Meyer等,2013;Kingsberg等,2009,2011)。临床上,生殖道-盆腔疼痛,更多见于青春早期有性经历、年轻时服用避孕药的女性,这为未来生物学研究指明了方向。同时,学者发现,罹患生殖道-盆腔疼痛的女性,其一般触觉和疼痛阈值低下(van Lankveld等,2010)。

目前,探讨阴道痉挛的病因研究很少。偶尔,生殖器畸形被学者用于解释阴道插入困难的原因。某些研究指出,总体盆底肌肉控制力差和盆底肌肉高张力,与阴道痉挛有一定关系(ter Kuile和Reissing,2014)。

由于生物学因素对性交疼痛的影响作用较明显,我们在心理-社会因素评估和治疗前应进行全面医学检查。各类检查包括:① 病史采集。② 体格检查,了解有无生殖器畸形或感染或瘢痕,必要时细菌培养和棉签试验,即采用棉签轻柔触碰外阴各部位评估患者疼痛水平。当然,即使生物学因素已确定,心理-社会因素的评估仍不能忽视。与生物学因素共存的心理-社会因素,或数年以上性交疼痛所致心理-社会因素的变化,均可能导致 GPPPD 症状迁延不愈,甚至在生物学因素消除后继续存在。此外,某些情况下,生物学因素难以消除时,心理-社会因素的治疗有助于 GPPPD 患者及其伴侣适应和应对疼痛症状,如性活动方式的改变和性活动内容的改善,能够最大限度降低患者的性交疼痛。

需要指出的是,与医学专业人员一起共同探讨确切的性交疼痛因果关系和持续因素时,他们有时会采用生殖道-盆腔疼痛诊断而非 GPPPD 术语。医学上,生殖道疼痛往往归类为一种外阴疼痛。国际外阴疾病研究学会,将外阴疼痛定义为"病因不明的、涉及外阴慢性疼痛或不适,症状持续 3 个月以上"(Haefner,2007)。而且,外阴疼痛又可进一步分为原因不明、原因明确或混合型疼痛(原因不明、原因明确时均可出现)。因而,性交疼痛与原因明确或混合型外阴疼痛之间,存在明显重叠现象。此外,临床上"外阴前庭炎"(vulvar vestibulitis)也是一种外阴疼痛的亚型,即触碰或按压阴道外口时感到疼痛。疼痛性交的病理原因不明时,医学专业人员倾向采用外阴前庭炎这一诊断进行描述。

2. 心理-社会因素

文献反复报道,身体和性虐待是 GPPPD 形成的一项风险因素。一项流行病学研究中,学者比较成年女性生殖道-盆腔疼痛与正常对照组之间身体和性虐待情况,发现 GPPPD 既往严重儿童身体虐待概率是正常人的 4.1 倍,儿童性虐待概率是正常人的 6.5 倍(Harlow 和 Stewart,2005)。同样,一项有关青春期女孩的研究显示,性虐待和身体虐待恐惧与生殖道疼痛感受有关(Landry 和 Bergeron,2011)。一项回顾性分析表明,相对而言,性交疼痛女性所报道的性虐待概率是正常女性的 2.67 倍(Latthe 等,2006)。而且,儿童性虐待也是阴道痉挛的风险因素,阴道痉挛女性报道儿童性虐待概率是正常女性的 2 倍(Reissing 等,2003)。

此外,少数研究探究 GPPPD 中各种因素之间的相关性。学者发现,总体关系满意度和二元关系调整与性交疼痛和阴道痉挛的关系不明显(Desrochers 等,2008;Reissing 等,2003)。但是,当男性伴侣对女性疼痛症状感到不满/沮丧(如"这其实并不疼痛,你太敏感了"),或表现出焦虑行为和言论时(如"这痛吗? 你没事吧?"),女性 GPPPD 的症状似乎会进一步加重。而当男性伴侣鼓励女性适应性应对性交疼痛时(如"当你感觉不痛时我们再尝试"),则有助于女性 GPPPD 症状的缓解,如疼痛强度的降低(Bergeron 等,2014;Rosen 等,2012,2013);男性伴侣表现出焦虑和不满时,GPPPD 的症状进一步加重,如疼痛强度增强(Desrosiers 等,2008)。

近来,由于 GPPPD 多被理解为一种慢性疼痛疾病,研究人员和理论家倾向采用慢性疼痛理论解释性交疼痛和阴道痉挛(Thomten 和 Linton,2013)。学者发现,某些认知和行为因素,包括疼痛恐惧、疼痛焦虑、疼痛灾难化(pain catastroohizing;想象疼痛难以忍受)和疼痛逃避等,与慢性疼痛和残疾的感受密切相关(Vlaeyen 等,1995,2000;Crombez 等,1999;Asmundson 等,1999)。慢性疼痛的恐惧-逃避模型中,疼痛被认为是一种周而复始作用的结果。其间,疼痛恐惧的程度越高,个人则更加关注疼痛的信息。对疼痛担忧并感到自己难以应对时,个人选择逃避一切与疼痛有关的活动以免触发或加重疼痛。然而,由于肌肉弃用和残疾以及失去学习与疼痛相关的正确信息,逃避的结果就是疼痛继续维持。当然,逃避各种引发疼痛的活动,也会带来一种解脱的感觉。由此,性交活动与恐惧、逃避与解脱之间,形成一种复杂的相互关系。

研究表明,上述模型适用于 GPPPD 原因的探讨。学者发现,慢性生殖道-盆腔疼痛的女性,往往表现出一种疼痛注意力偏差(Payne 等,2005)、疼痛恐惧加重(Peters 等,2007)和疼痛灾难化加剧(Desrochers 等,2009;Granot 和 Lavee,2005)的特征,以及针对性交疼痛的特异性思考(Pukall 等,2002)。

通过比较终身阴道痉挛、终身性交疼痛和无性问题女性的疼痛表现,Borg 等(2012)报道,相对性交疼痛和正常女性而言,阴道痉挛女性表现出更强的疼痛灾难化特征,较正常女性表现出更高的逃避疼痛和伤害的趋势。

同时,一般焦虑状态也与阴道痉挛形成有关。一项研究中,调查人员采访某妇科门诊 154 位慢性盆腔疼痛女性和 58 位年龄匹配的对照组女性。所有女性中,学者发现阴道痉挛患者与她们的焦虑、压抑和性虐待史密切相关,慢性盆腔疼痛患者中报道阴道痉挛的概率较高。有趣的是,一旦年龄和性虐待因素得以控制,焦虑则成为疼痛与阴道痉挛之间的关联因素(ter Kuile 等,2010)。这说明,盆腔疼痛合并焦虑时,极易出现阴道痉挛症状。

除了焦虑和疼痛恐惧,厌恶也被认为是阴道痉挛形成的另一项心理反应。理论家和研究人员指出,某种程度上,厌恶可能已进化为一种保护我们免受外界伤害的反应。通常,看到一种腐烂物或闻到一种变质牛奶味道时,我们会产生厌恶反应。厌恶刺激所致的撤出行动,可使我们免受疾病之苦。由于性互动,我们可能接触到某些潜在疾病污染物,如果这样,厌恶反应随即出现(Borg 等,2010;de Jong 等,2013)。而且,理论上,盆腔肌肉紧张与退缩反应的表现十分相似,进一步支持这一观点。例如,相对正常女性而言,阴道痉挛女性对一般、与性无关的信息表现出更高的厌恶反应趋势(de Jong 等,2009),对"色情电影"表现出明显的面部厌恶反应(Borg 等,2010)。最近,一项研究中(Borg 等,2014),调查人员对阴道痉挛女性、外阴疼痛而无盆腔肌肉紧张(性交疼痛)女性和无性功能障碍女性进行功能性磁共振扫描(fMRI),了解观看一般厌恶图片和阴道插入图片时阴道痉挛女性大脑的反应。有趣的是,研究人员发现,观看一般厌恶图片(如动物残害)与阴道插入图像时女性大脑的反应部分重叠,所有三组研究对象的重叠程度基本一致。也就是说,大脑处理阴道插入和厌恶图像时,阴道痉挛和性交疼痛女性与正常对照组之间存在明显重叠现象。因而,学者提出阴道插入/疼痛障碍的形成,可能是由于大脑监管或抑制厌恶反应的功能异常所致(Borg 等,2014;de Jong 等,2013)。

此外,Reissing(2012)对 73 位终身性阴道痉挛和 93 位获得性阴道痉挛的女性进行了一项网上调查。参加人员被询问 53 项可能导致性功能异常的问题,包括"我认为自己阴道太窄小"乃至"被告知相关事宜后,我预期性交时可能疼痛"。最常见的阴道痉挛影响因素,是此前提及的性交过程中由于疼痛反应而形成的疼痛恐惧感。终身性阴道痉挛的女性,可能因为性交疼痛产生一种恐惧和厌恶反应。例如,由于媒体的过度宣传,她们预感性交十分痛苦,害怕受伤害和不喜欢阴茎进入自己体内,等等。

由于许多生物学和心理学因素均可导致和维持 GPPPD,我们认为,评估和治疗这类疾患时应与其他专家一样,采取一种多学科联合的诊疗模式(Bergeron 等,2014;van Lankveld 等,2010)。

案例	生殖道-盆腔疼痛/插入功能障碍

　　Kathy,女性,48 岁,从事医疗行业。丈夫,Larry,49 岁,是一名业务主管。因患有"分离性身份识别障碍"(dissociative identity disorder,DID),Kathy 已在治疗师指导下接受治疗数年。目前,由于分离性身份识别障碍症状明显好转,Kathy 期望进一步解决自己性功能方面的问题。最近,Kathy 透露自己与 Larry 性生活的次数非常少,性交时感到明显焦虑和肌肉紧张。Kathy 与 Larry 结婚已有 18 年。除"性"以外,他们各方面相处非常好。蜜月以后,夫妻二人一直未尝试阴道插入式性生活。1 年之中,Kathy 偶有 2～3 次通过手淫让 Larry 达到性高潮。蜜月中,Kathy 时常在性交后哭泣,从此患上分离性身份识别障碍。

　　与 Kathy 的最初访谈中,她吐露自己在 9～12 岁时受到堂兄的性虐待多年,包括手指、阴茎阴道插入和口交。因为害怕父母责备,从未告诉他们自己被性侵。开始讨论自己儿童性虐待时,Kathy 突然变得非常沉默、表情呆滞。几分钟后,Kathy 仍然神志恍惚,最后才对治疗师的询问产生反应。Kathy 解释道,每当讨论性虐待时,便有一种往事重现和短暂分离性体验。除了堂兄性虐待,Kathy 回忆到患有精神分裂症的母亲亦对她有不恰当的性言论和行为攻击。例如,在 Kathy12 岁时,母亲曾经在小姨和姨夫面前脱光自己的衣服,显露她的乳房和阴毛发育情况。这一举动让 Cathy 感到非常羞耻,但这仅是她母亲亲手造成的、Kathy 所遭受的许多难堪和创伤经历中的一幕。

Kathy 说道,自己对亲吻、拥抱、乳房抚摸和自慰感到十分舒服。事实上,Kathy 表现出了强烈的性欲望并能够达到性高潮。但是,她对阴道检查在内的任何阴道插入很反感,也不愿意接受或给予口交方式的性刺激。最近一次妇科检查中,并未发现她存在任何与性交疼痛有关的身体异常。然而,Larry 认为,蜜月以后 Kathy 就毫无性欲望可言,性活动时总是"走过场",他们也未曾有过性交或口交经历。单独交谈中,Larry 说道,自己对 Kathy 的分离性体验非常沮丧,每当想要性交时,"她的"分离性行为就会出现。最后,Larry 只能选择放弃性交,对 Kathy 的性异常表现抱怨不已。

针对 Kathy 的个人特点,治疗师制订相应的 GPPPD 治疗方案,包括盆腔肌肉松弛治疗、阴道扩张探子扩张和润滑剂辅助等方法。此外,亦要求 Kathy 克服与阴道插入相关的自动消极思维,战胜性冷漠的想法(Larry 经常这样说)。具有强烈的性欲望,且易达到性高潮特点,是支撑 Kathy 克服或战胜自我的力量源泉。同时,治疗还包括,在分级手指和阴茎插入训练后,将"感觉集中训练"融入夫妻实践中。

治疗之初,Kathy 在物理治疗环节便取得巨大进展,激情高涨,每天在家练习。6 周后,已能在阴道内插入最大直径的扩张探子达数分钟,且无明显焦虑和分离性体验感觉。然而,Larry 的情况不理想。他发现训练过程十分压抑,并对逐步改善的尝试方式感到挫败。多个星期以后,其训练依然停滞不前,逃避行为。目前,我们得知 Larry 的性交方式仍然十分粗暴,往往直奔"性交主题"而去、缺乏"前戏"。而且,Larry 的阴茎巨大,直径超过最大阴道扩张探子,达到性高潮前阴茎直接刺激的时间亦较长(超过 10 分钟)。

Kathy 的治疗项目,最终停滞不前。尽管 Kathy 已完全适应阴道插入的方式,并对性生活抱有更高期望值。但 Larry 对 Kathy 仍然怨恨,不愿采取更多"前戏"和温柔插入的性交方式。Larry 声称,他想休息一段时间,重新评估是否继续维系他们的婚姻关系。

评 论

　　这是一个喜忧参半的案例。尽管 Kathy 已达到舒适、无疼痛阴道插入目的,但治疗人员发现 Larry 对 Kathy 的积怨很深,而夫妻之间却从未表达自己的想法。此外,直至物理训练开始时,有关 Larry 性交的许多重要因素我们并未完全了解。不可否认,阴道插入时 Kathy 的疼痛与不适,以及阴道插入和口交时的焦虑,均与她儿童时期性虐待有直接关系。尽管遭受堂兄性虐待和母亲负面性评论的影响,Kathy 依然能够识别和享受某些非常特殊的性行为。对患有 GPPPD 女性而言,性舒适区域的存在非常令人鼓舞,它有利于我们通过现有性优势制订相关治疗方案。同时,我们亦必须清楚,儿童时期的负面影响与 GPPPD 形成有一定关系。

　　此案例表明,即使初始辨别和确认寻求治疗患者的性功能障碍很重要,但伴侣双方性活动特征也不容忽视。撇开 Kathy 与 Carry 结婚时所承受的性虐待和负面性评论不谈,Larry 的粗暴性方式及其解剖上异常巨大的阴茎,也极有可能加重 Kathy 的阴道插入障碍症状。最后,夫妻之间 18 年的性逃避、消极性态度和缺乏沟通状况,也对他们夫妻关系造成了不可估量的伤害。

第九章

物质/药物诱导性功能障碍、
其他特异性功能障碍及
非特异性功能障碍

Substance/Medication-Induced Sexual Dysfunction，
Other Specified Sexual Dysfunction，and
Unspecified Sexual Dysfunction

一、描 述 和 分 类

本章主要介绍 DSM - V 中 3 种既独立又相互关联的性功能障碍类型：物质/药物诱导性功能障碍、其他特异性功能障碍及非特异性功能障碍。与此前章节中描述的功能障碍类型不同，这些性功能障碍的诊断标签非常相似，每种性功能障碍并非对应各自特异的性功能异常症状。相反，每一诊断类型可表现出许多共同的症状群，包括性欲望、性唤起、阴茎勃起和（或）性高潮方面的问题。

当患者性功能问题的出现，与对性功能有影响物质/药物的初始使用、剂量增加或停用有关时，我们将以物质/药物诱导性功能障碍的类型进行分类，而不是依据特异的症状范畴。例如，我们最近对一位来自非洲加勒比地区 45 岁的男性患者（Malik）进行评估。Malik 报告，他与一位长期伴侣维持非常亲近和愉悦的性关系，性功能表现一直正常。5 个月前，因服用一种抗高血压药物（双氢克尿噻），不久出现勃起方面的问题。Malik 声称，那段时间内，自己生活无其他任何改变。由此，Malik 被诊断为抗高血压药诱导的性功能障碍。但是，尽管患者的痛苦症状非常明显，但其性功能问题并未达到 DSM - V 中任何性功能障碍的标准时，则应冠以"其他特异或非特异性功能障碍"。通常，当我们试图说明患者问题的具体原因，但其症状又未达到任何特异性功能障碍的诊断标准时,可采用"其他特异性功能障碍"的诊断方式。此时,可在其他特异性功能障碍后面用括号标明其具体原因。如果我们选择不注明患者疾患的具体原因,其症状亦未达到某种具体性功能障碍的诊断标准,且缺乏足够信息做出更特异性诊断时,则可采用"非特异性功能障碍"的诊断方式。详细情况参见 DSM－Ⅴ中物质/药物诱导性功能障碍的诊断标准。

目前,物质/药物诱导性功能障碍并无单独 DSM－Ⅴ代码。准确地说,我们首先需要识别所涉及物质/药物类别、是否为物质/药物诱导、诱导严重程度以及是否存在物质滥用,再确定其数字代码。然后,采用疾病国际分类(ICD)代码编码某一特异物质/药物,并将这一特异物质/药物与性功能障碍名称一起标注。例如,当患者饮酒后出现性功能异常,且饮酒属于中度酗酒时,我们可给出中度酗酒失常所致酒精诱导性功能障碍的诊断方式。DSM－Ⅴ(美国精神病学会,2013)详细解释了这一编码过程。

"其他特异性功能障碍"(302.79)的诊断,适用于已引起个人临床上明显痛苦的性功能问题,但又未达到性功能障碍诊断类型中任何一项性功能障碍的标准。不仅如此,如果临床医师在沟通时想告知患者具体原因,可采用"其他特异性功能障碍"的诊断方式,并在其后面标注具体原因(如性厌恶)。

同样,"非特异性功能障碍"(302.70)的诊断,适用于已引起个人临床上明显痛苦的性功能问题,但又未达到性功能障碍诊断类型中任何一项性功能障碍的标准。如果临床医师选择不告知患者具体原因,其症状亦未达到某一具体性功能障碍的标准,且缺乏足够信息做出更特异诊断时,则采用"非特异性功能障碍"的诊断方式。

二、常见与性功能障碍相关的药物/物质

许多不同药物和物质,均与性功能障碍的形成有关。其中,与性功能障碍关系最为密切的处方药有抗抑郁药、抗精神病药物、激素类避孕药和抗高血压药(Balon,2006;Fusco 等,2014)。娱乐性毒品和违法物质,如海洛因、安非他明、可卡因、大麻制品、酒精和烟草,也与性功能障碍的形成有关。对这些物质分类及其作用机制的详尽回顾,并不在本次讨论范围之内。具体而言,本章将介绍对患者性功能可造成损害的药物和物质。正如第十章中指出的,对当前患者服用药物和使用物质的回顾,是性功能评估中一项不可或缺的内容。如

果我们发现某些物质和药物是患者既往服药史中的一部分,则需要详细询问服用日期、剂量或次数等情况,以确定患者邻近性功能异常阶段的具体信息。

1. 药物与性功能障碍

(1)抗抑郁药:抗抑郁药物,是临床上最常见的与性功能障碍密切相关的一类药物。当然,这还与抗抑郁药物服用概率较高部分相关。服用这类药物时,男、女人群罹患性功能障碍的比例,分别达到 34.2% 和 32.5%(Williams 等,2006)。尽管有些患者报告性欲望低下和阴茎勃起困难,但绝大部分性功能障碍类型仍以性高潮缺失和延迟射精为主。一项系统性回顾分析中,Serretti 和 Chiesa(2011)发现不同药剂所致性功能障碍的发病率不同,25%~80% 的男、女研究对象表现出性功能障碍。与安慰剂相比,西酞普兰、依西酞普兰、盐酸氟西汀(百忧解)、氟伏沙明、帕罗西丁、舍曲林、文拉法辛、丙咪嗪和苯乙嗪,所致性功能障碍的比例较高。而阿戈美拉丁、安咪奈丁、安非他酮、吗氯贝胺、米氮平和奈法唑酮,与安慰剂相比并无明显差异。总之,如果抗抑郁药物的 5 - HT-2 效应越低,它对性功能障碍的副作用就越轻(Fusco 等,2014)。

(2)抗精神病药:抗精神病类药物,可导致女性患者性欲望和性唤起水平低下及性高潮缺失。对男性而言,则可能出现性欲望水平低下、阴茎勃起异常、逆行射精和性高潮延迟等性功能障碍(Schmidt 等,2012)。据估计,约半数左右服用抗精神病药物的患者,出现性功能异常症状(Fujii 等,2010;Nunes 等,2012)。药物服用后的高催乳素血症,可能与这类药物的致病机制有一定关系(Haddad 和 Sharma,2007;Rettenbacher 等,2010)。最近,在一项元分析中,学者发现不同类型抗精神病药所致性功能障碍的患病情况不同,其中血清催乳素水平升高类型的发病率更高(Serreti 和 Chiesa,2011)。学者发现,催乳素豁免的抗精神病药(如喹硫平、齐拉西酮、奋乃静和阿立哌唑),性功能障碍的发病率较低(16%~27%);相对而言,催乳素异常的抗精神病药,如丙氮平、利培酮、氟哌啶醇、氯氮平和甲硫哒嗪,性功能障碍的发病率则较高(40%~60%)。

(3)激素类避孕药:激素类避孕药物,亦与性功能障碍的形成有一定关系。这些患者性功能异常,主要表现为性交疼痛和阴道干燥。有趣的是,尽管口服避孕药可降低女性体内雄激素水平,但对她们的性欲望却无明显影响。研究显示,激素类避孕药对女性性欲望可产生 3 种不同效应——无效应、降低效应或提升效应。之所以出现这种差异性结果,学者认为可能与研究方法学不同及缺乏随机对照等因素有关(Burrows 等,2012)。例如,一项自然观察法研究中学者发现,相对那些非常规采用避孕措施女性而言,经常服用激素类避孕药女性性欲望水平可能原本就较高。这种预先存在的差异,使得我们分析药物对性欲望影响时更为困难。不仅如此,一种避孕棒,即上臂皮下植入的去甲孕酮棒,被发现与女性的性欲望低下有关。因此,一项研究中,因主诉性欲望水平降低,2.5%的女性要求移除了这种植入物(Gezginc 等,2007)。

(4) 抗高血压药:抗高血压类药物,尽管时常被认为可对个人性功能产生影响,特别是阴茎勃起功能,但数据结果并不十分确定。而且,服用抗高血压药物所致性功能异常的发病率变化幅度较大,波动在 2.4%~58%(Fusco 等,2014)。这种大幅度变化原因,可能与药物之间副作用不尽相同有关。其中,噻嗪类利尿剂似乎与射精和勃起异常风险有关,而钙离子通道拮抗剂和血管紧张素-转化酶抑制剂则对性功能的影响较小(Fusco 等,2014;Manolis 和 Dumas,2012)。β受体阻滞剂对性功能影响的研究结果比较复杂,许多学者的意见也不统一(Ko 等,2002;Manolis 和 Dumas,2012)。尽管如此,随机对照实验显示,与安慰剂相比,服用β受体阻滞剂时阴茎勃起困难的情况较多见(Fogari 等,2002)。因此,治疗合并勃起功能障碍的高血压患者时,我们需要考虑β受体阻滞剂的可能性影响。目前,抗高血压药对女性性功能影响的研究非常少,亦难以得出特异性结论(Ferrario 和 Levy,2002)。

2. 物质滥用与性功能障碍

(1) 海洛因:非法物质滥用与性功能障碍关系中最为明确的当属海洛因(Zaazaa 等,2013)。海洛因成瘾者报道性功能异常的概率非常高(Bang-Ping,2009;Palha 和 Esteves,2002),主要表现为性欲望、性唤起和性高潮方面的问题。一项戒毒中心男性患者与正常对照组的对比性研究中,学者发现海洛因使用人群勃起功能障碍的发病率达到正常对照组的 5 倍(Bang-Ping,2009)。即使是在激动剂治疗过程中,这些海洛因成瘾者性功能障碍的高风险依然存在。例如,一项研究显示,美沙酮(戒毒)维持治疗项目中,68.5%的男性仍感到阴茎勃起困难(Nik Jaafar 等,2013)。最近,一项元分析中,有学者报道,相对美沙酮维持治疗而言,接受丁丙诺啡治疗患者性功能障碍的发病率非常低(Yee 等,2014)。因此,有学者建议,治疗性功能异常的患者时,我们可考虑将阿片类激动剂治疗中美沙酮替换为丁丙诺啡。

(2) 可卡因:许多使用可卡因的男性报告,初始使用可卡因时可能产生一定增强性功能的表象(Weatherby 等,1992)。但长期使用后,可卡因对男性性欲望、阴茎勃起和性高潮的损害作用，逐渐明显（Rawson 等，2002）。而且，高达 66% 的可卡因使用 1 年或以上的男性，可能罹患勃起功能障碍（Cocores 等，1988）。

（3）安非他明：安非他明，亦与性功能障碍的形成有关（Zaazaa 等，2013）。研究发现，使用安非他明的患者罹患性功能障碍概率是正常对照组的 3.2 倍。然而，许多患者（22.6%）报告，安非他明具有一定的性欲望提升的作用（Bang-Ping，2009）。因此，长期使用安非他明的人群，可能出现一种高性欲望状态下阴茎勃起功能障碍表现。这种现象在冰毒使用人群中非常普遍，以至于《城市词典》（解释英语俚语词汇的在线词典）中，安非他明被戏称为"水晶鸡巴"（crystal dick）（Hirsfield 等，2004）。

（4）大麻制品：目前，大麻制品对性功能影响的研究，相对缺乏。由于大多数关注阴茎勃起功能异常的研究缺乏行之有效的标准检测方法，我们难以确定大麻制品对性功能的损害作用（Shamloul 和 Bella，2011）。当然，亦有研究报道，短期使用大麻制品可能对性功能表现出一种利好作用（Halikas 等，1982）。然而，一项大规模流行病学研究中，在控制人口、健康状况变量、精神疾病和酒精饮用等因素后，学者报道，大麻制品可导致研究对象性高潮缺失和性交疼痛（Johnson 等，2004）。

（5）酒精：酒精亦与性功能异常有着十分复杂的关系。一项嗜酒成性男性对象的研究中，68% 的男性报告性功能障碍（Pandey，2012）。学者发现，长期饮酒男性罹患勃起功能障碍（Chew 等，2009）和延迟性高潮（Johnson 等，2004）的概率显著升高。特别是，当饮酒超过 8 次/周时，勃起功能障碍的风险更加明显。此外，有关饮酒对女性性功能影响的研究非常有限，研究结果亦不确定（Peugh 和 Belenko，2001）。

（6）烟草：烟草也与性功能障碍的形成有一定关系。由于尼古丁的血管收缩作用，烟草可降低抵达生殖器的血流量（Palha 和 Esteves，2008；Cao 等，2013）。同时，尼古丁还可减少生殖器血管内皮中的血管活性物质，如一氧化氮，从而降低体内睾酮和雌激素的表达水平（Zaazaa 等，2013）。毫不奇怪，吸烟所致勃起功能障碍的风险增加（Gades 等，2005；He 等，2007）。而且，有学者报道，短期戒烟即可显现性功能的利好作用（Peugh 和 Belenko，2001）。完全戒烟，对性功能的长期效应就更不必谈了（Chan 等，2010）。我们发现，信息告知不仅有利于患者性健康的改善，也有助于他们总体健康水平的提高。戒烟改善阴茎勃起功能的信息,亦可起到增强患者戒烟的决心。遗憾的是,目前有关尼古丁和烟草对女性性功能影响的研究,也非常缺乏。

| 案例 | 抗抑郁药诱导延迟射精功能障碍 |

Carlos,男性,32 岁,拉丁美洲后裔,某电子公司销售经理,与 Kim 结婚 3 年。近来,Carlos 发现几乎不能在性交过程中射精,延长性刺激也无济于事。因此,夫妻二人前来就诊寻求治疗。据悉,Carlos 去年在公司中得到提拔。目前,Carlos 与 Kim 期望怀孕生子。此时,Carlos 的性功能异常对夫妻二人均造成严重伤害。而且,Kim 声称她已经开始对"性"失去兴趣,因为她感到"夫妻房事,是一项繁琐的工作"。Kim 说道,性活动时能够激起自己的性欲望,并可达到性高潮,但性活动往往需要持续很长时间(有时需要 40 分钟不同类型的性刺激)直至 Carlos 最终射精,或因失败而选择放弃。

个人评估过程中,Carlos 诉说自己在新的工作下压力巨大,曾因焦虑和抑郁症而寻求家庭医师治疗,9 个月前开始服用帕罗西丁抗抑郁药物。Carlos 报告,7 个月前他感到射精困难,在抗抑郁药物帕罗西丁剂量增加后 2 周出现。Carlos 认为,帕罗西丁剂量增加前,自己尚无射精或性高潮方面的问题。此前,除了非常偶然并未引起自己担忧的勃起困难,Carlos 否认其他性功能障碍史。Carlos 觉得,他和 Kim 夫妻生活一直充满活力和令人享受,性关系也是夫妻之间的主要纽带之一。目前,Carlos 因射精困难而非常担心和焦虑,因为他知道 Kim 迫切希望怀孕生子,并感到 Kim 已经开始迁怒于他了。Carlos 感到害怕,如果不能"解决问题",可能导致他们婚姻破裂。Carlos 回忆道,性活动过程中他非常关注自己能否射精,往往因此而难以自拔。

考虑到 Carlos 性功能障碍的起始时间,我们认为抗抑郁药物剂量增加很可能是他延迟射精的病因,因而诊断为抗抑郁药物诱导射精延迟。我们建议,Carlos 告知家庭医师更换一种对性功能副作用较小的抗抑郁药物。最后,家庭医师将帕罗西丁替换为丁螺环酮。此外,考虑到 Carlos 因射精困难而担忧的心情及其性活动时对担忧的过度关注,我们建议夫妻二人还需接受简单的性心理治疗。

更换药物 2 周后，Carlos 和 Kim 观察到 Carlos 大多时候已能够射精，某些时候甚至较迅速。然而，他们坦言事情似乎不能恢复"像以前一样"了。因为，他们都感到性活动不再那么有趣和令人享受。Carlos 吐露，他害怕如果自己射精"时间太长"，Kim 会感到无聊，并担心射精与 Kim 的性高潮不能同步。Kim 说道，她经常尝试延迟达到性高潮，并非为了一己之悦，只不过想让 Carlos 重拾信心，但有时她认为自己是在做白日梦，并对性活动失去了兴趣。

评　论

目前，我们尚不能完全确定 Carlos 的性功能障碍，是完全由于服用抗抑郁药物所致。当然，Carlos 最近工作变化和压力增加，也可能是他性功能问题形成的原因之一。不论初始原因如何，Carlos 的性功能障碍与抗抑郁药物的服用以及心理-社会因素有关。射精异常压力和期望 Kim 受孕，使得 Carlos 在性活动中注意力过度集中，令他更加担心射精问题。因此，尽管更换药物后 Carlos 射精困难症状有所缓解，但夫妻二人对性生活仍不十分满意。这一结果充分说明，即使药物或物质诱导性功能障碍的原因明确，我们仍有必要进行全面的生物-心理-社会学因素的评估。认知行为学治疗，往往有助于夫妻在性活动中再获对性愉悦和某些刺激的关注，并在夫妻关系中重拾性爱的趣味和享受。

同样，我们也经常治疗一些由于酗酒或鸦片成瘾而性功能障碍的患者，清醒后仍然执迷不悟。我们发现，有些人年轻时候就在所有性活动之前滥用这类物质，以至于清醒时也不知道如何表达自己的性想法。这种情况下，"性沟通培训"和"感觉集中训练"项目，有利于患者学习更多性愉悦方面的知识，达到意料之中的治疗效果。

第二篇
性功能障碍评估
Assessment of Sexual Dysfunction

在第二至第九章中,我们详细介绍了各种性功能障碍的表现及其发病率和病因。在认识性功能障碍的基础上,第二篇和第三篇进一步讨论性功能障碍评估与治疗的临床实践。在第十章中,我们介绍了性功能障碍评估模型。通过这一评估模型,读者理解如何全面评估各种性功能障碍。熟读模型的每一部分,治疗人员将知晓性功能障碍的各种致病因素。在第十一章中,我们列出了所有性功能障碍医学评估中常见要素并强调医学信息的重要性,非医务人员也可从中受益。此外,我们还将讨论某些特异性功能障碍评估所必需的专业医疗程序。在第十二章中,即第二篇的最后一个章节中,我们讨论了性功能障碍心理-社会评估的常见内容,以及医师应该了解的心理-社会评估方式。最后,我们讨论心理-社会评估中的特别挑战,包括非典型性行为和性别不安。

第十章

评 估 模 型

Assessment Model

一、模 型 背 景

当医师或心理健康临床医师接诊某位因性行为表现异常而十分担忧的患者时,寻找性功能障碍致病因素便成为他或她的一项挑战。对与性功能障碍密切相关的各种重要生物医学和心理-社会因素进行全面评估后,医师或心理健康临床医师方可制订有效解决患者性功能障碍的具体治疗方案。许多情况下,尽管某一症状似乎仅与一个主导因素有关,但全面评估仍可发现其他致病因素,这对我们彻底解决患者性功能问题非常必要。例如,接诊某一主诉勃起功能障碍男子时,我们发现其睾酮水平低下。尽管低水平睾酮可导致男性勃起功能障碍,但全面评估发现患者还存在表现性焦虑等心理问题。因此,患者勃起功能障碍的彻底解决,除了睾酮替代治疗,还应包括专门针对其表现性焦虑的心理治疗。

通常,任意一项涉及性功能问题的临床诊断中,我们需要确定患者病情是"终身"还是"获得",是"特异"针对某人或某种情况还是"普遍"适用于所有人和所有情况的。其中,患者既往和当前性经历及其手淫史,有助于我们做出"终身与获得"和"特异与普遍"的鉴别诊断。药物选择和治疗方案制订,往往取决于评估过程中各种重要参数的获取。例如,如果女性性欲望低下的症状仅针对其伴侣而非其他人,治疗方案将集中在夫妻关系层面上;如果女性性欲望低下的症状出现在与所有潜在伴侣的性活动中,包括性幻想和特定刺激条件下,治疗方案则主要集中在个人医学和心理问题的治疗。

有时候,如果患者伴侣唯一,且无手淫史,我们时常难以做出"特异"或"普遍"的诊断。手淫史,为我们提供了伴侣关系之外性欲望和性功能的必要信息。

否认手淫史时,我们可通过患者性幻想了解伴侣影响因素之外的其他有用信息。

同时,评估性功能障碍过程中,确定患者症状的时间进程以及医学和非医学问题的诱发、促发和维持因素,也相当重要。现将某些诱导性功能障碍医学和非医学问题的时间进程因素举例如下。

(1)生物学诱发因素:1 型糖尿病。

(2)心理-社会诱发因素:性虐待。

(3)生物学促发因素:选择性血清素再摄取抑制剂(SSRI)。

(4)心理-社会学促发因素:离婚。

(5)生物学维持因素:性腺功能减退。

(6)心理-社会学维持因素:表现性焦虑。

性功能障碍治疗过程中,可能需要解决单个或多个时间进程因素。例如,某一男性勃起功能障碍可能因离婚创伤促发,并由于表现性焦虑而维持。此时,治疗内容应包括解决离婚问题和可能存在的自信心不足,以及消除表现性焦虑。另一方面,如果另一男性勃起功能障碍虽在离婚后出现,却无任何继发性自信心问题时,治疗可能仅需要消除患者的表现性焦虑。

二、评 估 模 型

当某一男性或女性患者主诉性功能异常时,医师必须评估影响个人性欲望和性唤起的所有因素。所谓性欲望是指个人的性冲动或"好色"(horniness),而性唤起则是个人对性刺激的反应。性欲望和性唤起,可同时受到生物学和心理-社会因素的共同影响。详细情况见表 10-1。

表 10-1　性功能障碍的原因

生 物 学 因 素	心理-社会因素
直接病理生理效应	个人(自我)
间接生物医学因素	性爱关系/伴侣
	环境(刺激特性和性活动境况)

1. 生物医学因素

(1)直接的病理生理效应:直接导致患者性功能障碍的生物医学因素,包括药物制剂、特异疾病或病症,或某些医学/外科手术。通常,许多药物制剂可导致各种类型性功能障碍,如男、女性欲望低下,男、女性高潮困难,男性射精问题和男性勃起功能障碍等。不论过去(Segraves 等,1985)还是现在(Yang 和 Donatucci,2006),大量文献详细回顾了药物制剂对性功能障碍的致病作用,本文不再赘述。通常,与性功能障碍关系最为密切的是选择性血清素再摄取抑制剂(SSRI)和心血管类药物。当然,个体对这类药物的反应不尽相同:有些人表现为利好效应,而其他人则可能遭受伤害。无论如何,许多学者发现,药物服用与性功能障碍形成之间可能存在一种直接关系。因此,药物制剂应作为评估模型中直接病理生理效应的重要部分。

除了上述特异药物制剂,评估模型中另一需要考虑且具有直接病理生理效应的是某些疾病,特别是糖尿病、心血管疾病、内分泌疾病和一些神经系统疾病。这些疾病,往往通过减少个体生殖器血流、损伤负责性唤起和性功能的神经或降低与性欲望有关的激素水平,达到直接损害患者性功能的作用。

最后,某些外科手术或医学治疗,亦可直接导致患者性功能障碍。例如,前列腺癌外科手术可直接损伤或破坏负责阴茎勃起的重要神经,导致短暂或永久阴茎勃起功能障碍。同样,近距离放射治疗(内放射治疗)亦可导致男性勃起功能障碍。

总之,许多生物医学因素,可直接导致男、女性功能障碍。评估模型强调回顾分析的重要性,借此发现各种类型性功能障碍中以直接病理生理学方式损害个人性功能的潜在因素。

(2)间接的生物医学因素:所谓性功能障碍的间接生物医学因素,是指那些虽不对性功能产生任何直接病理生理学效应却可负面影响性功能的疾病。某些疾病可能通过干扰个人性欲望间接影响其性功能。例如,慢性疼痛困扰的男女,会因各种不适而很少考虑性活动,并抵触伴侣的性想法。此外,有些疾病虽不会直接干扰个人性欲望,但在性活动开始后可引起各种不适,它反过来又可干扰性功能。例如,慢性阻塞性肺疾病(COPD)患者,性活动过程中往往因气喘吁吁而需终止性活动。

不论是上述哪一种疾病,个人性功能的客观指标基本正常。例如,罹患COPD 或者慢性疼痛疾患时,男性阴茎夜间勃起功能(NPT)及特定刺激时阴茎勃起功能多在正常范围内。但是,这些人可能由于疾患的"间接"影响而出现阴茎勃起功能异常。

2. 心理-社会因素

（1）个人（自我）："个人"一词,用于识别性功能异常个人在性接触中遇到的、可对其性功能产生影响的各种因素。通常,这些个人因素可能包括个体性活动史、个性特征、精神合并症及其性技巧等。其中,个体性活动史,是指各种积极和消极信息、性活动感受和实际行为经验的总和,均可影响与性活动和性刺激特性相关的个人态度和舒适水平。强大的宗教和文化背景,也时常作为"个人"因素的一部分而纳入个体性活动史。个体性活动史,关系到个人对性的积极或消极态度、对特异性行为和性刺激的接受方式,以及开启或参加一次性爱之旅的意愿程度。此外,个体性活动史,还包括对伴侣有吸引力的特殊气质,或对伴侣缺乏魅力的内在秉性。具体而言,特殊气质包含身体特质和个性特征,前者如身高、体重、外形、头发和皮肤颜色等,后者如强势、顺从、多愁善感、"卖弄风骚"、宗教信仰等。一位伴侣不再有吸引力,往往与伴侣交往、身体变化,以及性互动过程中的暴力、冷言冷语及不忠等因素有关。

"个人"因素的另一部分,是个体的个性特征或看待他或她自己和世界的方式。凭着一种早期直觉,Ellis(1906)将性功能异常的男性描述为"性情异常敏感的男人"。马萨诸塞州一项有关老年男性的研究中(Feldman 等,1994),学者报道"顺从"(submissive)男性罹患勃起功能障碍的风险更高。同时,Barlow(1986)和 Weisberg 等(2001)进一步证实了个人看待问题方式与性功能障碍之间的关系,即勃起困难男性往往表现出一种自我批评的归因风格,倾向于低估自己的性反应水平。最后,Nobre 等(2006a,2006b)也表达了自己独特的观点,认为性功能异常男女更容易相信性神话、感到无能为力和将性功能问题看作一种内在、稳定的归因。所有上述研究结果表明,某些特定个性的男女,罹患性功能障碍的风险更高。

此外,精神疾病合并症,即那些与男、女性功能障碍密切相关的精神健康问题,也是"个人"因素的一部分。其中,抑郁症乃最常见的男、女性功能障碍致病因素。其他严重精神疾病,亦可干扰男、女性功能。多数情况下,我们接诊的患者可能患有各种不同精神疾患,如强迫症、广泛性焦虑症、多动症(attention-deficit/hyperactivity disorders,ADHD)和创伤后应激障碍(posttraumatic stress disorder,PTSD)等。这些精神疾病对性功能障碍的致病机制,是个人对性的享受被令人不安或分心的想法所破坏或阻断的。这些特异性人群,往往在性活动中难以保持愉悦心情,他们的思维活动多被与性和性唤起无关的思想所淹没和打断。当然，也不排除其他可能导致性功能障碍的精神健康问题，如药物滥用、性欲倒错和性别认同障碍等。

最后，"个人"因素还包括性技巧因素。如同人类行为中其他领域一样，性活动中都不乏技巧非常熟练和十分糟糕的人。"性爱能手"，似乎是那些能够快速发现伴侣性偏好、身体机能协调和性行为方式灵活多变的个体。另一方面，"性爱苦手"，则是那些缺乏协调、想象、悟性和意愿去探索性行为变化的人群。

（2）性爱关系/伴侣：当前，尽管许多接受治疗患者仅为一人而无伴侣相陪，我们仍有必要探讨那些可对患者性功能产生影响的两性关系以及伴侣的生物学、心理和社会因素特征。通常，对个人性功能障碍的医学评估并不能解决他们的伴侣问题，因为后者更多是心理-社会因素方面的问题。事实上，个人自以为的性功能障碍，往往是由于性爱关系或伴侣问题造成的。例如，当某一勃起困难的男子认为自己患有性功能障碍时，真正的问题却是伴侣不想与他发生性关系（不论他阴茎勃起正常与否）。因此，当男女出现性问题时，我们必须注意他们的性爱或伴侣关系，对与性活动有关的关系特征、伴侣身体状况、性功能和精神健康史进行彻底检查。

有时候，男女关系中时常充满昔日愤怒、欺骗或其他隐患，对彼此造成难以修复的创伤。这些过往纠葛根深蒂固，有时候即使治疗师竭尽全力，也难以改变。因此，性功能障碍评估过程中，我们应该了解顽固因素存在的可能性。此外，伴侣还可能存在个人性格、精神健康和（或）"性禁令"（sexual prohibition）方面的问题，都可能直接干扰个人的性行为。不论是伴侣单方因素还是夫妻关系问题，均可导致个人性功能障碍。评估模型中，这些都是我们必须特别注意的。

（3）环境：环境因素，包括性刺激特性及性活动氛围。"性环境"因素的作用，是评估模型中最易被人忽略的部分。每当患者提及他或她"做爱"的情节时，临床医师切勿以为自己对他们性交过程中所有事情了如指掌。有时，你可能以为，患者正在与一个热情四射的伴侣"做爱"，并在私密、舒适环境下对各种"前戏"乐此不疲，然而事实可能并非如此。因此，性功能障碍评估过程中，临床医师必须详细询问患者性活动中的性刺激特性及性活动氛围，这一点非常重要。

通常，为了解性刺激特性，我们需要熟悉各种典型性行为特征，包括个人对性活动的兴趣、性行为的取悦程度以及伴侣的性刺激方式，等等。多数情况下，人们不愿告诉伴侣自己喜好什么性刺激，他们时常认为谈及个人"性"享乐是难以启齿的。同样，配偶相互交流时也更多采取一种负面的沟通方式，如"我不喜欢你挤压我的乳房"，而不是积极的，如"我喜欢你轻轻地挤压我的乳房"等。有时，还会由于不正确观点的误导而责备伴侣。就做爱方式而言，"如果不按照我认可方式进行，都是错误的"。缺乏沟通或负面交流，均不利于营造一种恰如身体和心理性刺激氛围的"性环境"。

此外，性活动场景，也是评估模型中的重要部分。如性活动时间是否充裕、无紧迫感？性活动是否私密？周围环境是否舒适？所有这些问题，我们都应详细询问。我们经常碰到的情况是，夫妻之间工作计划不协调（如白班与夜班），或由于公务繁忙而短暂分开。当夫妻时间不充裕而采取一种折中的性活动方案时，往往会对他们的性生活带来压力。另外，由于性活动机会缺乏，夫妻经常会抓住一些不恰当时机做爱，不论自己想要与否，这也是一种性生活压力源。另一常见"性环境"问题，是私密性的缺乏或干扰因素的影响，如哭吵的婴儿、打闹的儿童、做爱声音被旁人听到，或突然闯入的宠物，等等。毫无疑问，所有这些因素都可能干扰个人的性行为表现，已成为评估模型中不可或缺的部分。

第十一章

生物医学因素的评估

Biomedical Assessment

概述中，我们介绍了自 2001 年以来与性功能障碍评估相关的医学新进展。本章中，我们将重点讨论当前常用的生物医学评估程序。

一、非临床医师须知

无医学学位的心理学家、社会工作者和其他精神健康从业人员，应知晓男、女性功能障碍医学评估的优缺点。通常，非临床医师十分清楚，与泌尿外科或妇科医师等专家相比，他们能从初级保健医师的评估中获取什么信息。此外，非临床医师也应知道，大多数医师缺乏时间（或技能）详细讨论患者的心理-社会发展史、精神健康史或伴侣关系。这方面，一些初级保健医师（并非大多数）可以弥补这一不足。尽管如此，医学评估过程中，患者某些重要信息仍有缺失，如婚外情、夫妻关系、伴侣精神健康问题及性功能等。由于大多数患者并不会主动提及这些问题，我们必须直接询问。

非临床医师，时常寄希望于初级保健医师对患者的医学和外科史进行全面评估，了解有无任何影响过去和当前性功能的医学/外科事件。通常，除了干扰性功能的药物，还需了解过去或当前有无损害个人性功能的特异细菌感染、医学疾患或外科手术。此外，全面体格检查亦不可缺少，包括各种标准实验室结果，如全血细胞计数（CBC）、血脂情况及某些特殊实验室检查（如下丘脑-垂体-性腺轴的检查）。所有相关实验室数据，都需及时、准确无误。

二、所有生物医学评估程序中常见内容

大多数对自己性功能心存顾虑的男女,经常会首先告知初级保健医师他们的难言之隐。如今,初级保健医师往往不会详细询问患者的性活动史,而仅可能对他们的性功能障碍症状进行评估。初始评估包括病史、体格检查情况,以及必要时正常的性知识宣教(Rosen 等,2014)。通过病史询问,往往可发现干扰个人性功能的潜在疾患和药物,体格检查则能确定患者的疾病,并发现重要的生理异常信息。大多数情况下,仍需对性功能障碍的常见生物学因素进行具体评估。Berry(2013)认为,心血管因素、神经因素、内分泌因素、肿瘤因素和药物因素,均是与性功能障碍评估关系最相关的生物学因素。

1. 心血管因素

心血管因素(cardiovascular factors)与男性勃起功能障碍的关系尤其重要。事实上,现有学者提出,阴茎勃起功能障碍很可能是晚期心血管疾病的早期预警表现(Araujo 等,2010;Inman 等,2009)。Rosen 等(2014)指出,心血管合并症,如高血压、高胆固醇血症、糖尿病和代谢综合征均与男性勃起功能障碍的形成有关。毫无疑问,接诊主诉阴茎勃起困难的患者时,初级保健医师必须认真评估他们的心血管健康状况。

2. 神经因素

现已基本确定,神经因素(neurological factors)可对男、女性功能产生影响(Rees 等,2007;Tzortzis 等,2008)。最常见的神经系统疾患有多发性硬化、帕金森疾病、癫痫和大脑创伤等。同时,某些治疗医学疾病的药物也对个人的性功能具有损害作用。此外,根治性盆腔手术可破坏负责人体性反应的自主神经,尤其是前列腺癌根治术。即使保留神经的手术方式,男性的勃起功能也不可能完全"幸免于难"。这种情况,多由于负责阴茎勃起的神经损伤所致,而阴茎勃起功能的恢复至少需要 2 年时间。某些情况下,男性的勃起功能可能永久不能恢复。

3. 内分泌因素

内分泌因素(endocrine factors)对男女的性健康十分重要。分析激素水平时,需注意以下几个问题。首先,由于试剂检测方式不同,激素水平可能有所波动,即各实验室检查数值水平可能出现一定差异;其次,需要考虑激素数值变化的连续性,即重视数值正常范围概念;最后,必须清楚当前使用的检测单位。

对女性而言,雌二醇的作用最重要,检测数值多以 pg/mL(皮克/毫升)表示。由于月经周期阶段中雌二醇数值的波动,我们必须了解雌二醇样本抽取具体时段以及个人月经周期情况。月经周期最初 10 天,血浆雌二醇正常范围平均值为 50 pg/mL;月经周期后 20 天,血浆雌二醇正常范围平均值为 125 pg/mL(男性所有时段平均值 20 pg/mL)。如果月经周期某时段血浆雌二醇数值低于正常水平,则可能对女性阴道润滑作用产生不利影响。

对男性而言,睾酮和催乳素的作用最重要。通常,睾酮检测数值以 ng/dL(纳克/分升)或 ng/mL(纳克/毫升)表示。男性睾酮正常值范围为 280~1 100 ng/dL 或 2.8~11.0 ng/mL(女性正常范围为 6.0~86.0 ng/dL)。由于男性睾酮分泌受到人体昼夜节律的影响,清晨睾酮的水平往往最高,因而最好在清晨抽取男性血清样本。此外,我们还应知晓睾酮数值是睾酮的总体水平,它包括生物活性和惰性的睾酮。对人体性行为可产生影响的生物效应睾酮只占总体睾酮的一小部分,包括游离睾酮和部分白蛋白结合睾酮。

催乳素,是一种促使乳房增大、乳汁分泌的垂体激素,同样可对男性性欲望产生影响。具体而言,高水平的催乳素与男性性欲望低下有关。男性和女性(除妊娠和哺乳女性外,催乳素水平较高)催乳素正常值范围为 0~20 ng/mL。患者催乳素水平超过 20 ng/mL 时,必须反复检查和核实。因为,如果排除其他原因,它可能预示垂体肿瘤的可能性。目前,几种参考图书有助于更好地理解催乳素检测数值与药物和疾病的关系。其中,Porter 和 Kaplan(2013)的《默克家庭诊疗手册》参考价值较高。

4. 肿瘤因素

肿瘤因素(cancer factors),可以直接和间接的病理生理学方式对男、女的性功能产生影响。例如,大脑肿瘤可直接干扰个体的性欲望,而它所引起疼痛和不适则可间接干扰性欲望和性功能。另外,有些肿瘤,如乳腺或睾丸肿瘤,可对患者心理造成严重伤害,诱导性内疚和羞耻感。不仅如此,大多数肿瘤还可导致患者抑郁和性行为上的顾虑。

此外,与其自身伤害作用有关,肿瘤的外科手术、放疗或化疗亦可导致男、女性功能障碍(Alterowitz,2004;Quah 等,2002)。这些治疗方式,往往引起与性功能正常发挥相关的神经、血管和内分泌(激素)系统的继发性损害。

5. 药物因素

药物因素(medication factors)对性功能的影响,是初级保健医师评估过程中重要的部分之一。与医学专家相比,初级保健医师可能更清楚那些损害男、女性功能的各种药物。最常见对性功能有损害作用的,是治疗抑郁症及心血管和神经系统疾病的药物。

在病史询问、体格检查和以上五方面影响因素的系统性回顾基础上,初级保健医师基本可以确定患者性功能障碍的致病因素。初级保健医师可自行治疗,或转至医学专家那里进行更深入和全面的评估。通常,病情复杂时患者将被介绍到泌尿外科专家、内分泌科专家、心血管专家或神经学专家,进行更专业的评估和治疗。例如,骨盆创伤的患者可能需要血管重建手术,复杂内分泌疾病患者将受惠于更专业的评估(Rosen 等,2014)。其他常见的专业检测方式有勃起功能障碍患者的阴茎夜间勃起功能(NPT)检测。通常,泌尿外科医师具备这方面知识和拥有这方面器械,可进行特异性评估。

阴茎夜间勃起功能(NPT)的测定,往往需要在一个能够让人熟睡的实验室或中心完成,至今仍是勃起功能障碍患者鉴别诊断的"金标准"。简单而言,这项检查的原理是:如果男子在熟睡时阴茎勃起(整个生命周期中,大多数男性每晚均有多次阴茎勃起)而在伴侣性刺激下失败,阴茎勃起障碍的原因很可能是"心理性"(或"功能性")的。相反,如果男子安睡后阴茎夜间勃起失败,其勃起功能障碍则多被诊断为"器质性"的。

尽管 NPT 检查方法可信,但其检查过程和结果的解释仍存在一些不足。有关这些不足的深入讨论,其他学者亦有详细提及(Meisler 和 Carey,1990),这里我们仅列举一二。首先,从单纯技术角度而言,研究数据显示 NPT 结果可能受到典型 NPT 评估中少见的睡眠问题干扰(如呼吸暂停、呼吸功能减退或周期性腿部抽动)。这些睡眠参数可形成各种伪迹,干扰 NPT 检查数据的分析。其次,从实践角度而言,NPT 监测程序可能非常昂贵,不仅检测设备价格高,而且患者需要在睡眠中心休息 2～3 个晚上。因此,对大多数患者来说,这项检查的经济费用可能难以承受。

一项实用、可替代睡眠实验室检测的方法,是阴茎硬度仪检查。泌尿外科临床上,医师经常采用阴茎硬度仪了解男性性功能状况。这种设备亦可在家中使用,尺寸大小如录像带。通过大腿皮套穿戴检测设备,两条引线与附着在阴茎上圆形传感仪连接。阴茎硬度仪,可记录整个晚上男性阴茎周径和硬度的变化。然后,将这些数据导入计算机内分析阴茎勃起次数和每次勃起的完全性和硬度。临床上,我们多采用阴茎硬度仪记录男子连续三晚的数据。通常,第一晚,传感仪附着阴茎,因反复收缩和松弛影响男性的睡眠,可能出现睡眠中断情况,记录数据可能失真。第二和第三晚,当男子适应这种检测设备后,记录数据多数情况下真实、有效。

第十二章

心理-社会因素的评估

Psychosocial Assessment

本章我们将讨论性功能障碍的心理-社会因素评估策略和方法及其对患者和伴侣的影响。性功能障碍对个人身心的影响是一个漫长和复杂的过程，经历不同阶段后最终导致患者自尊丧失、愤怒和孤僻，现已成为临床医师评估中非常重要的方面。

一、评 估 概 述

详尽和准确评估，对有效治疗方案的制订必不可少。尽管临床访谈为当前主要的评估方式，但某些情况下简单的自我报告调查表及必要时更耗时的心理测试也很有意义。通常，根据伴侣参与情况和问题复杂程度，可将评估过程分为三阶段。当然，也有临床医师按照四阶段模式进行评估。其中，第一阶段主要针对伴侣双方。此阶段，临床医师有更多机会观察夫妻之间的关系互动。评估次数，可根据临床或医师案件量需求以及第三方支付或自我支付情况综合考虑。

就临床访谈而言，涉及如何获取有价值信息，远非单纯询问问题那么简单。多数情况下，许多人并不愿意公开谈论自己的性行为，评估过程特别具有挑战性。而且，当谈论自己性问题时，患者会变得十分紧张。只有在鼓励和放松情况下，他们才可全身心投入治疗过程。不仅如此，许多人甚至笃信什么样的性行为能被接受或肯定，如果发现治疗师的观点与自己的想法不符时，他们还会变得很纠结。同时，在与患者交流过程中，采用一种通俗的"性语言"进行沟通也很重要。我们切勿以为，患者能够完全理解"高潮"或"射精"这类词语，或知晓高潮和射精是两种不同的生理过程。当然，我们也不要低估患者理解专业术语的能力。

评估时,可从患者恰当的自我介绍开始。此时,医师可依据拟定的评估结构和内容,如同谈论天气或其他话题一样,尽可能以一种随和的语气与患者交流。通常,我们会这样说:

"今天初次访谈,我主要想了解一些基本情况,以及你来就医的目的。初步安排如下:首先和你们夫妻一起简短闲聊,然后再与每个人单独相处,询问各自一些相关问题(这是假定夫妻同时在场的情况。当然,许多时候只有患者一个人)。第二阶段,先单独与一个人交谈,然后再与另一个人交谈。谁先谁后无严格要求,它取决于你们的意愿,最好是谁最紧迫谁开始(如果医学资料不在手边或暂时拿不到,治疗师应该告知患者为了全面评估病情,需随身携带医学和非医学资料)。"

"第三阶段会谈,我们将一起回顾分析对你们当前境况的初步看法。届时,我尽可能解释引起性功能异常的常见原因,以及任何维持这种境况的因素。如果可能,将制订一项针对这些重要因素的治疗计划,帮助你们摆脱困境。整个过程基本如此,在我们休息前,你们还有什么问题或提议吗?如果没有,我将先与你们其中一个开始交谈。"

作为治疗师,我们应该告知夫妻自己的行医资质,表明自己处理性功能障碍的能力。同时,还要告知他们,若想解决问题,就必须相互配合。之所以强调这点,是由于许多夫妻多抱有错误观点:① 总是将性功能障碍归咎于一个人的问题。② 认为诊治"过失/患病"(guilt/sick),是治疗师一个人的责任。通常,只有夫妻不再推卸责任时才适合单独访谈,仅在伴侣感到无任何压力情况下才能获取准确的信息。当然,如果一味地共同访谈,也可能浪费时间。因为,伴侣在场时,很多人会隐瞒许多从未告知的重要信息(如婚外情、同性恋兴趣),而这些信息对于我们建立病例档案和制订治疗方案非常重要。简短介绍后,是夫妻问题提问环节。随后,第一阶段剩余时间内单独访谈某个伴侣。

第二阶段,再单独访谈另一伴侣。第三阶段,则是夫妻之间相互关系的评估。此阶段,我们可观察伴侣如何交流和相处,夫妻沟通中的优缺点一目了然。借此,我们可了解他们是否关心对方,是充满敌意还是诚实相待。而且,确定伴侣之间信任度也很重要,比较不同阶段伴侣信息透露量可为我们提供有价值的资料。当然,还可在此阶段建立初始病例档案、制订治疗计划大纲。

实践中,我们发现,熟练访谈是成功评估的重要保障,这一观点同样适用于性功能障碍以外的其他领域。事实上，至少 30 年以前，就有许多优秀文章、某些章节和图书谈到了熟练访谈的重要性（Morganstern，1988；Pope，1979；Turkat，1986）。熟读这些著作很有必要，以便在访谈中获取准确的个人信息。本章中，我们将着重讨论某些性功能障碍领域中的重要议题。

即使反复强调，仍有些健康从业人员不知如何应对患者的"性担忧"。许多患者反映，尽管努力尝试与医师或治疗师讨论自己性功能问题，仍会遇到某些医师或治疗师对性问题不感兴趣或令人尴尬的境况，以至于他们不愿继续寻医治病。例如，一位 70 岁女性患者说道，她曾与某医师讨论自己阴道干燥的问题。遗憾的是，医师却有意回避，并将之视为她的"其他问题"一带而过。患者感到这位男性医师不愿过多讨论这类性话题，后来不再提及。最后，患者告诉我们："你知道，诊治我的医师太难为情了，甚至连'性'这个词语都说不出口，让我感到自己这个年纪还询问这方面问题非常怪异。"Read 等（1997）研究提出，许多初级保健医师，往往忽视患者的性功能障碍问题。一项针对初级保健诊所人群的调查显示，70% 的患者认为性问题是能够与医师讨论的适当话题。调查中，35% 的男性和 42% 的女性均承认患有某种类型的性功能障碍。尽管患者已认识到性功能异常的重要性并表达出迫切担忧，但一项图表分析显示，仅 2% 的健康从业人员在笔录中记载了性功能障碍的注意事项。

另一更让人伤心的例子，就是在未做详细评估的条件下，医师就对患者性功能问题草率地给出建议。这样的案例并非少数，某些男异性恋对象时常被告知，如果与妻子做爱时出现性交困难，可尝试寻找其他性伴侣。这些医师似乎从未考虑，这种建议的后果又会引发新的性功能问题，以及夫妻之间相互关系进一步僵化甚至是法律方面的问题，等等。

40 年前，就有学者报道，尽管存在一定风险，适度的个人性信息透露可改善自我精神健康状态和夫妻之间的关系（Cozby，1973）。相对而言，女性更倾向透露自己的性信息。但是，如果涉及性相关的感觉、幻想和恐惧等方面信息时，男、女均不愿意告知他人。几项调查显示，当被问及什么是自己最害怕说出的秘密时，受试者均指出性相关隐私可能是最让人感到危险的，女性尤其如此（Norton 等，1974；Solano，1981）。

因此，当我们要求患者透露与他们性生活有关的信息时，必须牢记，这是在要求他们告知自己最隐秘的个人秘密（对某些人而言，可能是内心深处最灰暗的）。极有可能，他们会选择藏而不宣，哪怕是自己配偶或最亲近的知己。有时候,尽管透露秘密对自我和人际关系的培育和发展很有裨益,但对患者来说仍是危险的。如今,随着流行文化中"性"信息的充斥和交流不断增多,如音乐视频、艾滋病预防信息、互联网聊天网站、促性功能药物(如万艾可、希爱力和艾力达)广告宣传等,"性担忧"现象也越来越普遍和常态化。在这种多元流行文化趋势影响下,患者更有可能向医师或健康从业人员提出自己性功能方面的各种诉求。因此,所有专业健康从业人员必须熟练处理个人的这些忧虑,切勿"再添新患"。

二、访谈详细步骤：阶段一和阶段二

如能采用一种敏感和有效的方式获取重要信息,访谈便可达到最佳目的。通常,有效临床访谈的关键内容包括：① 访谈前提出合理假设。② 制订具体访谈内容。③ 全程参加访谈过程。④ 访谈中遵循特定的结构和内容。

1. 假设

假设(assumption),即在不浪费时间和精力的前提下,临床医师为收集最准确信息而提出的设想。假设反映了一种避免错误的首选方向。例如,访谈开始前,我们最好假设患者对语言的理解水平较低,很有必要采用一种清晰和具体的方式与之沟通。显然,随着临床医师对患者了解程度的逐渐增加,假设也需要随时调整和改善。现将各种有用假设,举例如下。

(1) 当事人很尴尬,难以启齿自己的性问题。

(2) 当事人可能难以理解正确的医学术语。

(3) 当事人可能被某些性功能方面问题所误导。

(4) 当事人将陷入危机,而且有自杀意图。

(5) 当事人彼此不能坦诚相待,不能无拘束地讨论性问题。

最常见错误信息的例子,就是大多数男性误解阴茎夜间勃起的原因,将阴茎勃起归因于充盈的膀胱。之所以这样,是因为每当男子晚上醒来排尿时,阴茎时常呈现勃起状态,且在醒来后勃起逐渐消退。我们甚至听到有些医师也提及"充盈性膀胱勃起"(full bladder erection)的说辞,表明这种误解不仅广泛,而且并不局限于低教育水平的人群。有趣的是,多数人依然觉得这种结论不符合逻辑,因为白天排尿时阴茎并未勃起。

2. 目标

目标(goal),就是每一阶段行动开始前拟定的预期结果,以便评估过程重点突出。有时候，随着获取信息的不断增多，目标也需相应调整以满足患者更多的需求。然而，严格遵循目标也有助于最大限度降低目标的转变率，提高治疗效率。

第一阶段中，可拟定的目标包括以下几点。

（1）建立融洽的医患关系。

（2）总体了解患者性问题。

（3）详细问询社会、心理史。

（4）了解其他生活问题和压力源。

（5）确定当前"性治疗"是否适合患者/夫妻。

就最后一项目标而言，目前尚无任何可供参考的具体指南。因此，治疗师必须依据具体情况、具体分析，确定当前性问题的处理是否能让患者从中受益。当然，当任何一方抑郁和（或）明显焦虑或极其愤怒时，即使它与性无关，也亟须立即解决。某些情况下，相对于患者当前性困难，其他问题的处理可能显得更为迫切。而且，有效评估和治疗往往要求伴侣双方与治疗师之间相互合作。任何对治疗师的抵触情绪，都会让治疗效果打折扣。同样，伴侣之间沟通困难时也会妨碍性功能问题的解决。

3. 过程

过程（process）一词，更多用于描述患者与治疗师之间的相互关系，它对患者病情评估可起到促进或阻碍的作用。而且，当我们采用"过程"词语表达时，除一般常见意义之外，还包含了评估时的自然环境（是否私密？是否专业?）、治疗师外貌（有能力、值得信任）和表述能力（准备充分、有学问、沉着、友善和认可）等内容。不可否认，许多临床医师在处理性功能问题过程中可能会表现出异样的感觉，面对患者时尽管尝试友善和接受，仍难以掩饰自己震惊和尴尬的表情。如果这些负面情感处理不当，则有可能成为性问题有效治疗的绊脚石。如果治疗师不能控制自己的情感，那么他或她将不适合治疗患者的性问题。正如之前提到的，患者很容易看出治疗师的尴尬表情或"不称职"表现。

其他可妨碍评估和治疗的"过程"因素包括，治疗师与患者之间年龄、性别和（或）种族上的差异，以及相互之间的情色吸引和人情世故。评估过程中，除了情色吸引，治疗师与患者之间还需要解决一些可公开提出的问题。例如，评估某位年长停经女性性欲望低下的过程中，年轻治疗师为了强调他们之间性别和年龄上的差异，会这样说："Jones 夫人，此次你前来讨论自己性问题并寻求帮助,但我不知道与年轻治疗师谈及这些问题是否会让你感到不舒服或尴尬? 大多数人会在与陌生人谈及自己的性问题时感到一定困难,不知道你有什么想法?"

提出这一问题,说明你认可性问题讨论中可能出现的不适和尴尬。同时,你要求患者如实表达是否存在可干扰评估或治疗的担忧。最后,通过年龄和性别话题,表明自己通情达理。如果患者仍难以接受,则尽可能将患者介绍到一位个性特征更适合治疗他或她的医师那里。

当然,当你不具备治疗患者的专业技长或生活经验时,也需要转诊治疗。而且,有些临床医师可能不适合或未准备好诊治男同性恋、女同性恋或双性恋患者。此外,需要知道的是,当一位寡妇尝试与新伴侣建立性关系时,还需克服对前任丈夫难以割舍的情怀,此时年轻治疗师应更好地理解她的困境。有时候,患者与治疗师之间的性别匹配也很关键。这种情况下,道德上负责任的决定,就是将患者转诊至更适合治疗他或她的医师那里。

最后,一些情况下,某些患者可能对你产生强烈的爱慕之情(或负面情感)。此时,我们建议不要表露自己的情感;相反,理性地推荐他或她去另一位医师那里。作为一名治疗师,尽管我们都有自己的处事风格,但仍不妨告诉患者另一位医师可能更适合他或她。

4. 结构和内容

结构和内容(struture and content),分别指问题的顺序和讨论领域。总之,如果治疗师能够"急患者之所急",必将为他们带来福祉。这样,我们不必再额外花费更多精力去"打破坚冰"或"建立关系"。当然,也不排除与患者的熟悉或治疗关系不够稳定,还需经历几个阶段的努力去建立信任。所有情况下,全面了解患者病史必有益无害,特别是在治疗师的性治疗调整阶段。

需要指出的是,这里提出的大纲仅作为一个指南,诸位对各种问题询问的顺序不必盲从,而是依据临床实际情况做相应调整。我们并不建议治疗师采取一成不变的询问方式应对所有患者。相反,访谈的结构和内容应该更多反映患者需求。通常,性功能障碍治疗前,时常有一些重大问题有待解决。有时候,我们可采取一种非常规方式对患者进行访谈,这取决于它最终是否有利于更好地理解患者的需求或解决问题。

尽管每位患者访谈结构和内容都有个性化要求,但我们认为,以下既定顺序仍是一个实用的开端,或是一个可供遵循的"默认"结构。

（1）首先，问及一些轻松的人口统计学问题，如年龄、婚姻状态、居家人员、当前工作、教育背景、地址和电话号码等。

（2）然后，采用一种开放模式，问及"你今天为什么来就医?"。观察患者如何自由、舒适地讨论性问题，以及他或她的具体性功能障碍类型。以患者自我陈述内容为目标，继续引导和追问一些有价值的信息。总体了解患者性功能障碍范畴后，再将话题转移到他们的病史细节上。

（3）询问患者性心理和社会心理史。

1）儿童时期：了解孩提时代患者的家庭结构和经历、社交状态、虐待和被忽视情况、初次性经历（沮丧或愉悦）、父母关系、酒精和物质滥用、性信息获取方式，以及其他任何有用的信息。问及性虐待或创伤时，我们建议采用性学专家 Becker（1989）提出的方式进行询问，例如，你是否有过一些被迫性的性行为经历? 采用"被迫性"一词，以便患者能够无拘束谈及自己的经历，避免使用"强奸"或"性虐待"词语所带来的封闭。因为，许多女性不愿意谈及被男朋友、丈夫和其他人施暴的性经历。在此，我们提醒诸位，谨防自己出现"替代创伤"（vicarious trauma）。如上述章节提及的，如今学者认为儿童性虐待是许多成人性功能障碍的强大致病因素（Beitchman 等，1992）。因此，我们再次强调评估既往史的重要性。

2）青少年时期：询问与同龄人关系、自信心与身体形象、约会、性经验（包括同性恋和异性恋）、女性月经、学校成功与失败经历、物质滥用，以及其他任何有用信息。再次询问个人被迫性的性经历。同时，询问参加学校舞会情况，了解患者社交能力及与同龄人关系。

3）成年人时期：询问 20 岁以后重要的关系与事件，重点了解自信心、婚姻/人际关系情况、性经验等。再次询问个人被迫性的性经历。询问任何不寻常性经验，以及精神病史或治疗情况。

4）当前性功能：询问当前人际关系中与性相关和无关的各种详细信息、当前性功能和（或）满意度的变化、性态度和性行为的灵活性、婚外情、伴侣优缺点、伴侣性行为喜好与厌恶，等等。

（4）了解患者简要病史。

1）询问重要的儿童/青少年时期疾病、手术、医疗保健、先天性疾病等信息。询问男、女性对第二性征变化（特别是女性月经）的感受。

2）特别关注 20 岁以后病史，询问任何重要疾病、手术、医疗保健等信息。

询问以下问题：是否例行常规医疗保健（如果没有，推荐他或她进行医学检查）？是否正在进行医学疾患的治疗？女性月经周期是否正常，是否停经？

3）重点评估伴侣双方性传播疾病情况。过去数十年，我们见证了史无前例的性传播疾病大流行，特别是艾滋病。世界范围内，估计有 3 600 万艾滋病携带者（艾滋病研究基金会数据，2012）。其他性传播疾病也屡见不鲜，如当前生殖器疱疹已影响到 4 000 万美国市民，并以每年 50 万新增病例的速度递增。2012 年，约有 140 万美国市民感染衣原体，一种最常见的细菌样性传播疾病（美国疾病控制与预防中心数据，2012）。这些数据表明，治疗师必须详细询问性传播疾病史和当前健康状态，以免再次感染。不论性取向、药物滥用或病史情况如何，任何性活跃的人群都存在这类风险。我们必须单独询问每位伴侣各自性传播疾病史和艾滋病检查情况。最近，如果夫妻、其他伴侣，以及伴侣双方均未检测艾滋病，建议他们在"插入"性行为过程中使用避孕套，直至艾滋病检测结果明确为止。我们认为，这是一种保护患者避免感染性传播疾病的标准预防措施。

（5）尊重患者个人隐私。询问患者是否有任何不想在他人面前讨论的性事件，他们之间是否存在冲突（对伴侣印象或隐藏经历）。我们坚信，营造一种可以保留各自隐私的访谈环境很重要。缺乏单独、保密访谈时，一些重要信息可能被遗漏。例如，Williams 夫妇访谈就是一个很好案例。

案例	**Williams 夫妇访谈**

Williams 先生和女士，年龄 56 岁和 54 岁，结婚 26 年，两个女儿已上大学，夫妻二人均为硕士学历的专业人员。第一阶段访谈中，双方均认同，Williams 先生性欲望低下是他们的主要问题。事实上，夫妻已 10 年未同房。尽管双方仍希望维持婚姻关系，但谈到此事时 Williams 女士显得非常气愤。结构评估和治疗讨论后，我们单独留下 Williams 先生问询，Williams 女士则到休息室等候。单独交谈时，Williams 先生好像如释重负，告知我们多年以来他一直将翻阅同性恋杂志作为自己手淫的宣泄方式。最近，他还开始观看同性恋网站。尽管经常想到同性恋性交，但他否认与男性伴侣有过实际性接触。

　　Williams 先生并不准备将这一秘密告知妻子,因为他知道,一旦这样,他们的婚姻关系即将破裂。此外,他认为自己对同性恋刺激的兴趣并不是性欲望低下的原因。因为,他对妻子性兴趣的缺乏,出现在对男同性恋感兴趣之前数年。显然,这是一个夹杂许多敏感问题的复杂案例。其突出特点就是,如果治疗师不单独访谈,将永远不知道 Williams 先生的自慰情况,而它对于我们制订总体治疗策略是必不可少的。因此,我们告知夫妻二人,有时候需要单独访谈以便解决一些特殊问题。实际上,我们确实是从 Williams 先生个人治疗开始的。

　　有时候,尽管单独访谈很重要,但最终仍需如实告知双方实情。例如,单独询问时一方承认患有性传播疾病,但未告知另一方。这种情况下,我们需要帮已感染伴侣如何将自己的患病事实告知对方。通常,这种个人隐私吐露需在会谈中完成,它也意味着他们的婚姻关系必须经受住考验。我们不仅需要治疗已感染伴侣,还要预防新感染。

　　大多数情况下,尽管感染伴侣认为告知对方实情确实有益,但仍然害怕(或不知道怎么做)吐露实情的后果。此时,治疗师可发挥他们特有的引导作用,在个人交谈中以问题解决(problem solving)、角色扮演(role play)和预演(rehearsal)方式,帮助已感染伴侣。如果感染一方拒绝告知实情,治疗师将面临一种伦理困境:一方面,你有义务尊重患者决定;另一方面,你又有责任警示另一伴侣感染的可能性。这种情况下,由于与治疗师个人责任相关的伦理和法律观点非常复杂和不断改变,我们建议治疗师最好咨询当地卫生部门、专业同行和机构,以便妥善解决这一难题。因为这类少见案例非常特别,我们必须通盘考虑。

　　(6) 再次为患者提供机会,透露他或她认为可能与性功能障碍有关的任何事情。

　　从这方面而言,我们建议访谈最后询问:你还有什么想告诉我的?哪些是你觉得自己性生活中可能受到影响的背景因素?

　　第二次访谈,是与另一位伴侣。此时,我们询问这位伴侣第一次访谈后他们之间是否出现任何利好改变,伴侣是否与他或她讨论第一次访谈事宜等。这些问题的回答,有助于我们了解夫妻之间的相互关系、开诚布公的态度及重要议题的应对能力。同时,询问伴侣访谈开始前是否还有其他任何想要提出的议题或问题,这一点很重要。这种开诚布公的方式,允许医患双方共同讨论流程上的问题(如患者对治疗师资质的疑虑),以及对治疗可能产生影响的个人问题(如患者婚外情或家庭内生老病死)。

一旦上述公开讨论问题得以解决,治疗师便可按照第一次访谈时制订的结构和内容大纲继续。

三、联合访谈与案例表述:阶段三

通常,第三次访谈对象是伴侣双方。当然,如果一方伴侣存在的问题太多,我们可在夫妻治疗前先行个人治疗。伴侣双方访谈时,应采取开诚布公的方式,以了解上次访谈以来的变化和夫妻交流情况。同时,夫妻应对访谈方式的反应也具有重要诊断意义,因为我们可知晓他们是如何应对和讨论重大问题的。通过观察,我们可了解夫妻看待问题的态度,以及表达自己需求的方式。此外,我们还要考虑到,夫妻双方可能因为最近出现的问题或压力源而心烦意乱,如失业或家庭内生老病死等。尽管与性无关,这些困扰患者、使其不能专心当前评估的各种问题,也不容忽视。第三次访谈剩余时间,通常可用于阐述自己构想、拟定治疗目标("性"和非"性"的)、治疗计划,并解释治疗初期的各种细节。为进一步融洽医患关系,最大限度提高患者治疗依从性和避免中途退出,还应询问每位伴侣对治疗计划的感受,以及是否存在任何阻碍治疗的因素。

现将第三阶段访谈基本内容,列举如下。

1. 假设

与此前相同,为使访谈更具指导意义,可做出如下假设(assumption)。

(1)夫妻尚未讨论之前访谈内容。

(2)讨论性问题时夫妻多较尴尬,难以启齿。

(3)仍然有危机感。

(4)难以理解正确术语。

(5)性态度僵化、保守。

(6)因为恐惧和不适,选择逃避性生活。

上述假设说明,第三阶段评估过程中治疗师仍需谨慎行事,以便夫妻给出令治疗师满意的陈述。此外,我们还需注意,有时候尽管夫妻表现为"事情看起来好多了",但问题依然存在。当然,治疗师也不要悲观,而仅需实事求是地处理所有问题。

2. 目标

此阶段,同样需要设定相应目标(goal),具体如下。

(1)回顾分析自己观察所得和案例表述。

(2)邀请夫妻确认你观察到的和案例分析与他们的想法是否一致。

(3)制订大纲,设计治疗计划。

(4)提前讨论治疗依从性,要求夫妻承诺遵循治疗计划。

(5)引导夫妻将问题视为后天和"情境变化"的,劝阻他们不要相互责备。

3. 过程

过程(process)事宜,依然重要。具体要求如下。

(1)询问夫妻,最后一次访谈结束后是否有所改善。

(2)询问夫妻,讨论过什么事宜(为什么讨论或为什么不讨论)。

(3)询问夫妻,治疗开始前是否还有其他疑问或问题有待解决。

(4)询问夫妻,对当前治疗还有什么顾虑(是否担心治疗师性别、年龄或种族问题)。

4. 结构和内容

第三阶段结构和内容(struture and content)安排如下。

(1)过程事宜考虑周详后,通过访谈确定夫妻问题之所在,指出任何可能的致病因素,并告知治疗开始后仍要不断收集有用信息。询问每位伴侣的意见与看法,了解有无任何误解或分歧。

(2)要求每位伴侣对某一自认为是失败的性行为发表意见。

(3)简单介绍治疗计划。如果可能,详细讨论治疗所有环节。重点指出第一阶段涉及内容,让夫妻看到希望。鼓励夫妻指出任何可能存在的问题,迈出治疗的第一步(例如,为下一次会谈约定具体日期和时间)。

对许多患者而言,评估可能并非如此简单,我们还需收集心理测试、心理生理评估和(或)医学检查方面的数据。所有评估完成后,方可开始治疗(随后章节,我们将讨论访谈数据与其他信息整合的问题)。有时候,我们还要解释进一步评估的重要性,以免患者气馁或沮丧。

访谈是性功能问题评估中的最常见内容。近年来,随着临床治疗的不断成熟和知识库的不断扩增，评估性功能障碍的访谈程序也更加规范化。因此，当前访谈可获得较以往任何时候都更有价值的信息，这是因为性功能的复杂性我们已熟读在心。本章剩余部分，我们将重点讨论众多信息源的整合问题，以应对评估过程中的特殊挑战。

四、性功能问题的普遍观点与反应

多年以来，我们发现，每当夫妻性生活中出现各种问题的时候，他们每个人心中其实都已抱有一些普遍观点和态度。性功能障碍患者总是倾向地告知治疗师，认为自己的问题与医学有关。人们似乎难以接受，他们的性功能障碍不是医学的原因。因为，如若这样，他们将背负一种"任性"的标签，并招致伴侣的责备。我们也时常听闻许多患者说道，得知自己性功能障碍不是医学问题时感到非常失望，他们唯愿是医学因素所致的。这不仅是由于医学因素可逃避指责，还因为他们错误地认为一粒药片就能够轻松解决自己的问题。

罹患某种类型性功能障碍且难以治愈后，患者时常选择逃避性生活。通常，他们会告诉我们，"我不想失败"或"我不想让伴侣失望"。许多情况下，患者可能会这样想，如果性表现继续失败，他或她的伴侣将离开自己。有些人可能还会认为，逃避性生活似乎并不那么可受指责。不仅如此，性表现失败还可能更普遍地摧残个人的自信心甚至播下"性别怀疑"（gender doubt）的种子。"我不是一个真正的男人"或"我不是一个真正的女人"，都是我们经常听到的一些言论。

罹患某种类型性功能障碍后，伴侣产生的第一反应往往是"他/她可能觉得我没有吸引力了"。与异性恋的交往中，当男子表现出勃起障碍时，女性伴侣多这样想象——"你不觉得我有魅力吗？""你不再喜欢我了吗？""你是否对其他人感兴趣？""你有第三者了吗？"这些都是一些我们反复听到的各种说辞。因此，我们常规询问患者：伴侣对你性功能问题的反应如何，以及伴侣认为什么是你性功能异常的原因。经常，我们会听到以上提及的、有关伴侣反应的各种问题。

针对这些性功能问题，伴侣的反应似乎经历了 3 个不同的阶段。阶段一，常表现为更多的性追求（sexual pursuit）和性诱惑（sexual seduction）；这一方法不奏效时进入阶段二——气愤、指责和寻求帮助；如果问题仍不能解决，且又得不到帮助时，阶段三出现——气馁、麻木、失去性兴趣，以及表现得更加脆弱。

以上,我们详细介绍了某种性功能障碍状况下患者及其伴侣表现出的普遍观点与态度,但它并非适用于所有患者。当然,我们也遇到许多伴侣对性功能障碍患病过程及其病因正确理解并充满同情心。

五、自我报告问卷调查表

尽管临床访谈是心理-社会因素评估的主要形式,但用作补充的简短问卷调查也很有价值。目前,已研发了许多针对合并精神问题时的特异心理健康测试方式,本章节我们将介绍几种常见性功能问题评估的简单工具。由于其简洁性和易操作性,已常规用于诊断和治疗前、后的评估。

1. 国际勃起功能指数

国际勃起功能指数(international index of erectile function,IIEF;Rosen等,1997),是由15个阴茎勃起功能问项构成的一种自评量表,其心理效度成熟、治疗效果敏感,已被翻译成十国文字,如丹麦语、荷兰语、英语(美国、英国和澳大利亚)、芬兰语、法语、德语、意大利语、挪威语、西班牙语和瑞典语(阿拉伯文、中文、葡萄牙文和其他语言的量表也正在核实中)。针对男性勃起和维持勃起的能力,量表设置各种不同问项,并可评估性活动之外阴茎勃起的能力。此外,还有一项涉及受访者勃起和维持勃起的信心,一种与治疗效果相关的心理维度(Rosen等,1994)。IIEF从五方面对当前性功能进行评估:勃起功能、性高潮功能、性欲望、性交满意度和总体满意度。评估量表五方面之间达到高度的内在一致性,再测验信度强。除了性欲望,我们还可从其他几个方面了解男性勃起功能异常问题。就直接评估男、女性欲望障碍效果而言,我们更倾向采用性健康调查的方法(Spector等,1996)。得益于西地那非治疗勃起功能障碍的研究结果,我们能够更好地了解治疗的敏感性和特异性。IIEF的优点在于,能在15分钟内完成问卷,综合性强、评分容易。当然,对于性功能和性关系相关其他方面的评估,IIEF的作用有限。此外,IIEF另一局限性在于,其效应仅在异性恋中得到验证,它将性交定义为"阴茎-阴道插入"的标准,使其难以用于男同性恋和双性恋的评估。

2. 男性性健康量表

男性性健康量表(sexual health inventory for men,SHIM;Rosen等,1999),是作为IIEF的一个分支而研发的,与原版IIEF一样被翻译成30种以上文字,是临床实践中广泛运用的筛查方法，也可用于勃起功能障碍的研究。SHIM包含 5 个问项，依据问项不同，其评分标准设定为 0～5 分或 1～5 分，总分 1～25 分。评分越高，说明勃起功能障碍的损害程度越严重。临床上，我们可采用SHIM 对每位勃起功能障碍患者进行筛查，并可在治疗方案结束后再次评估。SHIM 可用于男异性恋、同性恋和双性恋的评估。

3. 女性性功能指数

女性性功能指数（female sexual function index，FSFI；Rosen 等，2000），是由 19 个女性性功能问项构成的一种量表，涉及女性性活动中 5 个方面：满意度、性欲望、性唤起（阴道润滑）、性高潮和疼痛/不适。同样，FSFI 易于完成，依据问项不同，其评分标准设定为 0～5 分或 1～5 分。该评估方法的心理检测效度有效和可靠，可用于研究和临床实践，以及检测前、后性功能变化的诊断工具。

六、多个数据源整合为一个完整案例

本章之初，我们就提及评估的目标在于建立一个完整案例（如问题原因的初步假设），以便将患者主诉的各方面信息联系起来，解释个人罹患性功能障碍的原因。构建此完整案例目的之一，是帮助我们设计治疗方案。目的之二，是方便与患者进行沟通：① 问题出现与个人生理、病史、生活经历因素之间的关系（如他们是否疯狂或变态）。② 患者对治疗充满期望和乐观。③ 通过概念性"路线图"和基本原理，制订治疗计划。当然，完整案例建立后，还需询问患者所有信息的完整性和正确性。

性治疗最具挑战的方面，是将各种因素对性功能的多维度影响（如生物学、心理学、二元关系和文化因素）进行有效整合。尽管困难重重，一个涉及生物-心理-社会因素的案例必将为我们揭示患者众多的正常与异常性功能信息。而且，只有在我们充分认识患者各种生物学相关因素并着手处理这些致病因素时，或者，在我们悉心询问和洞悉患者特殊的二元关系及其社会文化影响因素时，他们才乐于接受一种心理-社会因素的治疗模式。当然，为了更好地为其治疗性功能障碍，我们还需尊重夫妻特有的礼节和习惯，以及伦理、文化或宗教传统等。

有时候，即使我们发现某种因素与患者性功能障碍密切相关，案例分析时仍要全面考虑生物学、心理学和社会学因素的综合影响。这不仅由于未来任务难以预测,还因为当我们了解到更多信息和未来案情发展时,基础工作的重要性就更明显了。同时,全面的案例分析,还因为我们的考虑周详而让患者增添信心。除此之外,我们也可间接告知患者,他或她应采用一种多维度、生物-心理-社会因素的综合模式考虑问题。

为更好地说明如何将已获悉信息告知患者,我们提供了一个多案例总结基础上的范本:

Anthony 先生和太太,在此阶段,我们想对所收集到的所有信息进行回顾性分析,进而拟定一项治疗计划。综上所述,你们担心问题乃 Anthony 先生的勃起困难,这的确是一个非常棘手的难题,你们双方还表达了强烈的生育愿望。

值得庆幸的是,当前我们找到了一些非常有利的因素,即你们彼此之间表现出的强烈吸引和欲望,似乎也不存在任何明显的婚姻冲突。而且,Anthony 先生的医学检查结果完全正常,并未发现任何可能导致勃起功能异常的医学因素。我认为,Anthony 先生服用的皮肤疾病药物,不会引起勃起功能方面的问题。尽管他的问题似乎与医学因素无关,但我们认为服用 PDE-5 抑制剂,如万艾可、艾力达、阿伐那非和希爱力等,仍可作为一种治疗的辅助方式。这样做,并不是说每次性活动都需要,仅是帮助他在性交时更好地开始和建立信心。

通过评估,我们认为,回顾性分析中大部分内容似乎与他的病情无关,但几个可能致病的重要因素不能忽视。

首先,你们每周工作繁忙,Anthony 先生需要长途往返,很晚才回家。双方均承认,由于聚少离多以至于每周性生活时间难以保证。周末似乎也难得空闲,双方迫切感到需要更多放松和娱乐。因此,一个必须重视的问题,就是如何营造更多的夫妇之间的享乐时间。

另一可能导致 Anthony 先生勃起困难的因素,是他回家后仍不忘工作,大脑内想到的总是如何解决问题和思考工作。事实上,你们坦言,即使度假时也很难放松心情。有时谈到"性",也不能忘掉工作,经常担心工作、资金和其他与性无关的事件。这种思考问题的方式,对性行为最为不利了,是治疗中必须解决的。

最后,即使毫无其他忧虑,他似乎仍担心自己的性表现,担心性活动中难以和维持阴茎勃起,以及不知如何应对妻子反应。因此,总体上,我认为存在 3 种可能导致勃起困难的因素。第一,缺乏时间和回家后的筋疲力尽状态,以至于难以营造一种轻松、充实的性生活氛围。第二,一种时刻想着解决问题的思考方式,尽管它有利于事业成功,对性生活质量而言却是莫大的伤害。第三,表现性焦虑的影响。我们知道,当一个人能够充分享受当下性想法和感觉,而且不关注其结果时,往往可最大限度发挥自己的性潜能(此时,治疗师可稍作停顿,询问双方感受如何,是否还有任何遗漏或未考虑因素需要补充的。讨论后,治疗师再制订需要解决具体问题的治疗计划),而表现性焦虑却是享乐性生活的最大绊脚石。

如果你们认同这些因素与 Anthony 先生勃起功能障碍的形成有关(或者至少部分是),我建议如下:首先,共同努力,抽出更多时间建立相互之间良好的性爱关系,能够真正放松和一起享受,它要求彼此之间相互承诺,并采取有创意的时间管理方式。这里,我有一些时间管理方面的简短读物,讨论之前,希望你们能够阅读。

其次,我想单独与 Anthony 先生进行沟通,帮助他培养如何以适合自己的方式思考性行为。就身体放松和消除杂念而言,我们将做一些压力管理方面的培训。根据具体情况,你们可自行选择一种适合自己的压力管理方式练习,如放松训练、瑜伽或冥想等,这对你们生活的其他方面也很有益处,希望你们喜欢。

时间和压力管理项目完成后,我们将重心转移至家中实施的特异性行为训练上。当然,这需要分步骤完成,以适合双方节奏方式达到丰富性生活的目的。训练过程是令人愉快的。考虑到各种有利因素,我相信训练将使性体验更加令人享受。你们认为这项计划有意义吗?

通过以上分析,表明我们如何将生物学、心理学和社会学因素整合至某一具体案例中。以下,我们将介绍可能涉及的步骤。

(1)回顾分析当前问题,包括使问题正常化及在评估中教育患者/夫妻。

(2)回顾分析患者/夫妻生物学、心理学和社会学因素方面的优点。

(3)确定患者/夫妻性功能异常的形成和维持因素,即案例表述核心。

(4)收集患者/夫妻对案例表述的反馈意见,包括肯定或质疑信息。切勿过多议论孰是孰非,仅需认识到案例表述是一种启发性指导而不是弄清事实原委的指责。

（5）拟定解决因果关系的具体治疗内容，特别是与性功能障碍有关的维持因素。

总之，由于充分考虑到性功能障碍形成的各个方面，给患者增添了信心。而且，我们提供的不仅是一项"一揽子"治疗计划，还是一个解释清楚、融入专业知识和个人定制的治疗理念。

七、评估中特殊考虑

必须承认，评估过程并非完美，还可能存在一些缺陷、漏洞和问题。科学评估，需要运用多项专业技能、付出艰辛努力、克服种种困难。现在，就评估过程中的常见挑战，提醒诸位注意。

1. 不合作伴侣

为数不多的情况下，患者接受治疗时他或她的伴侣可能不完全配合。有些伴侣即使配合，却很害羞。此外，也有些伴侣认为，这是患者自身问题而拒绝参与。或多或少，给治疗造成了困难，使我们难以掌握所有相关事实。这种情况下，可电话联系那些不配合伴侣，要求他或她尽可能参与治疗。仍然被拒绝时，可建议伴侣阅读与患者性功能异常相关的资料。

当某一伴侣拒绝参与治疗时，治疗的一些关键目标可能难以达成（如有效沟通、认知重建和不推卸责任等）。这在不配合伴侣气愤和求全责备时更加明显。即便如此，我们也可通过相关病因的准确解释和信息提供、误解消除、正确对待问题方式和治疗策略制订，使患者从中受益。当然，即使需要交代、介绍治疗的局限性，也尽量不要将之归咎或迁怒于缺席的伴侣。通常，治疗最终结果可能是，虽与伴侣关系仍不理想，但患者对性功能障碍的理解更透彻、自我感觉更好。

2. 同性恋和双性恋

我们可采取与异性恋相同的方式，对单身男同性恋、女同性恋和双性恋患者或夫妻进行评估。当双性恋者对承认自己的性取向并不十分在意时，他们会与异性恋一样，倾诉性功能异常情况下的忧虑心情。

双性恋的治疗过程中，有几个特别棘手的议题需在此说明。首先，就性取向而言，如果双性恋者仍未承认自己性取向或对此感到不舒服，他们仍可从一些常见议题，如各种形式的歧视（discrimination）、内化恐同症（internalized homophobia)和自残行为(self-damaging behavior;如酒精和其他药物滥用;Shires,1998)的初步治疗中受益。其次,双性恋者,往往生活在一个道德规范和模式不太正常的性世界中。就他们而言,对规范化性别与性角色的作用,并不如大多数异性恋理解的那样有意义。再者,美国国内男同性恋和双性恋人群,更容易感染艾滋病病毒。这引发了人们对他们悼念已故伴侣、如何更好地进行二级预防和获得医疗保健及相关议题的担忧。尽管艾滋病病毒对所有性活跃人群(不论其性取向如何)均构成威胁,美国(以及大多数发展中国家)流行病学研究表明,男同性恋感染的概率非常高。

目前,我们暂不能提供有关双性恋问题的全面分析或临床上行之有效的治疗方法。因而,建议有意向治疗双性恋的治疗师,进一步参阅相关资料(Behrendt 和 George,1995;Coleman 和 Rosser,1996;Fassinger 和 Marrow,1995;Friedman 和 Downey,1994;Herbert,1996)。最后,需要指出的是,作为一名异性恋,如果治疗师在诊治双性恋患者过程中感到任何不适,可建议患者到另一位治疗师那里继续治疗。同样,如果双性恋患者在与异性恋治疗师相处中有任何不舒服感觉,亦可转诊到双性恋治疗师那里继续治疗。不论如何,我们不仅要讨论、解决患者的性担忧,还需接受他们的性取向。

3. 无伴侣单身患者

对于无伴侣的性功能障碍患者而言,他们需要得到更多的关心,上述讨论的大多数范畴适用于这些患者。经历"性失败"打击后,单身患者寻求治疗很常见。对男性而言,这种失败可能是过早射精或勃起困难,而女性可能是阴道痉挛、性交疼痛或性欲望缺失。不论问题性质如何,单身患者治疗过程中可能表现出自信心低下、性不安全感和逃避社交互动等。因此,我们要尽量细心观察可能引起患者担忧的各个方面,花费更多精力寻找阻碍他们社交互动的各种障碍。

某些单身患者,可能提出邀请一位临时伴侣帮助自己治疗。我们总体原则是,如果这位伴侣真正承诺保守秘密是可以考虑的。这样做的目的,是为了保护患者,因为评估和治疗时会要求患者透露和公开讨论一些个人脆弱性和亲密关系方面的事项,多是患者不愿告知他人的。某些情况下,已婚患者可能提出邀请自己的情人而非婚姻伴侣协助治疗,这显然是一个伦理问题。此时,我们就合法分居和离婚的利弊给予合理化建议。如果患者不予理睬,那么我们必须及时交代治疗的局限性和效果。

4. 酒精或其他药物滥用患者

目前,有关慢性酒精中毒对人体性功能的生理和心理影响,已有很多报道(O'Farrell,1990;Wilson,1981)。大量数据表明,男、女"酒鬼"罹患性功能障碍的可能性很高(Jensen,1984;Klassen 和 Wilsnack,1986;O'Farrell,1990)。男性酗酒者,容易出现性欲望低下、勃起功能障碍,而女性酗酒者性欲望低下、性高潮障碍和阴道痉挛的风险增加。尽管我们很想帮助酒精或药物滥用者提高他们的性功能,但却非常困难。因此,我们建议,仍在酗酒或滥用药物时不要进行性功能的治疗,而应在性治疗前首先解决物质滥用问题。

5. 非典型性行为患者

我们接诊的许多性功能障碍案例中,不乏非典型性行为患者。通常,这些患者被诊断为男性性欲望低下功能障碍(HSDD)或勃起功能障碍(ED),女性性唤起功能障碍(FSAD)等。很多时候,直至我们对患者性唤起的特异刺激或条件进行详细评估后,才识别出他们的非典型性行为。男性非典型性兴趣的风险,压倒性地超过女性。最直接了解男性性兴趣的途径,就是探索他们手淫过程中性幻想或视觉性刺激。同时,男性如何在互联网上搜寻性刺激内容,也很有意义。我们遇到的案例中,一些是非常普遍的捆绑或虐待狂,另一些则是不寻常的性幻想。例如,某案例中,一位主诉勃起功能障碍男子可在女性穿戴狂欢节面具时产生性唤起。最初,妻子认为好玩而同意了他的愿望,但随着时间的推移,人格物化(objectification)和愤怒感觉取而代之,她不再有好玩的想法。另一案例中,一位 60 岁左右已婚女性主诉性欲望低下。但我们随后发现,她的性欲望低下与丈夫固执的性爱方式有关,即当与丈夫做爱时,她必须讲述与其他男性既往性爱经历。由此,丈夫的刨根问底方式,成为她性行为的抑制剂。

这种情况下,我们需要评估非典型性兴趣在多大限度上对性唤起是必不可少的。有时候,非典型性兴趣可能已达到性欲倒错的程度。其他情况下,这种性兴趣仅起到增强性唤起的作用,并非必不可少。评估的挑战性在于了解夫妻能在多大限度上维持性关系并适应非典型性行为。通常,非典型性兴趣不太可能凭空消失。但许多时候,我们可在征得伴侣的同意条件下,以一种可被接受且不引起厌恶的方式,间断地利用它。

6. 性别认同障碍患者

与性取向相似,性别认同(gender identity)过程中也存在一种性别不安

(gender dysphoria)情绪的连续体表现。连续体的一端,是个人从未想过自己是非生物性别的人[顺性别(cisgender)];连续体的另一端,是总认为自己是非生物性别且活在错误身体中的人[跨性别(transgender)]。后一种类型的人,总是感到极度性别不安,并寻求变性手术治疗。除了这种极端想法,性别不安与性取向的另一相似之处是,某些人可能迫于家庭或社会压力而选择结婚。这种情况下,他们时常表现出性欲望低下功能障碍(HSDD)、勃起功能障碍(ED)或女性性唤起功能障碍(FSAD)等症状。多数情况下,治疗师可能不具备治疗性别不安的基础知识或专长,遇到这类案例时,应该转诊至专家那里继续治疗。对这些生物学表现正常的个人而言,由于激素治疗和变性手术意味着不可逆的改变,因而需要非常详尽和长期的评估,以便帮助他们针对自己的情况明智地做出选择。治疗师若想了解更多有关性别认同评估和治疗方面的知识,可访问世界跨性别健康专业协会网站(www.wpath.org)并阅读"治疗标准"。

当然,治疗性别不安时临床医师还需认识到,性取向与性别认同是两个不同的维度,这一点很重要。因此,一个"生物学男性"可能受到男性或女性的性吸引。如果与女性伴侣交往,则被认为是女同性恋。最近,我们接诊了一对"跨性别"夫妻,虽然双方都是生物学女性,但均认为她们是男同性恋的关系,她们同时接受了乳房切除术和生殖器成形术。上述情况只是众多案例中的一个,强调了评估患者性取向和性别认同独立延续体的重要性。

八、结　　论

近年来,正确诊断性功能障碍必要的评估程序变得越来越复杂。我们发现,大多数性功能问题往往存在生物学因素和心理-社会因素的交互影响。这就要求,医师必须具备更广泛的专业诊断知识。当然,这也使得诊疗费用更高以及有时治疗过程更长。我们期望,随着心理学和医学的合作更加密切,未来评估程序将更精简。

全面的详细访谈,与治疗效果关系密切。评估过程中,患者的态度对治疗亦有影响,它关系到我们能否获取最新和有用的信息,消除误解。询问各种性反应影响因素后,我们可帮助患者认识到,性问题只是一种状态而已,并非不能改变的特质。这种理念的灌输,对于患者及其伴侣保持乐观非常重要。同时,治疗目的之一,是减少或消除夫妻对伴侣性功能异常表现的指责,评估时尽可能搜寻各种有力证据,帮助他们不再彼此抱怨和内疚,而是将更多精力转移到性问题的治疗上。此外,详尽评估也有利于打破医患之间的沟通壁垒。因为,此过程中,我们可能要求患者详细告知他/她和伴侣的性行为细节,这些往往是他们极不情愿吐露的个人隐私。当然,患者及其伴侣也会从治疗师开放和无威胁感的性问题讨论方式上受到启发,更好地进行情感上的相互沟通。

得益于上述评估过程,夫妻可感受到正确的交流方式,并在医师鼓励下以一种建设而非破坏性或逃避性的方式,讨论性相关事件。毫不奇怪,许多夫妻报告自己原有的态度已出现了积极性的转变。某些时候甚至在评估以后、治疗开始之前,我们已经目睹了夫妻实际性行为的改变。

第三篇

性功能障碍治疗

Treatment of Sexual Dysfunction

一旦评估完成,治疗师将着手制订性功能障碍的治疗策略,并将之告知患者及其伴侣(如果可能)。与此同时,治疗师应询问患者及其伴侣对计划的看法与意见,是否愿意配合治疗或还有其他潜在问题需要解决。针对患者,我们不仅要确定总体治疗目标,还需制订特异的医学和心理-社会因素治疗策略。通过评估,我们往往可发现患者性问题的原因,是生物因素、心理-社会因素或是综合性的原因。因此,治疗策略可能涉及生物学方式、心理-社会学方式或生物与心理-社会因素的综合方式。但是,我们必须牢记,不能因为患者性功能障碍的原因仅为生物因素或心理-社会因素,就意味着治疗策略是纯生物学或纯心理-社会学模式。例如,一位主诉勃起功能障碍的年轻男性,即使被确定为心理源性的,仍可从医学(服用 PDE - 5 抑制剂)和心理相结合的治疗模式中受益。

制订治疗模式时需要考虑的另一因素,是多个问题存在时优先解决哪个问题。许多情况下,虽然可同时解决一个以上的问题,但有时具体问题的解决仍有先后顺序。直接治疗某一性功能问题前,患者的医学问题、相互关系问题或精神健康问题,都必须得到解决。例如,当一个女性正在与毒瘾做斗争时,那么她的性欲望低下问题很难治愈,必须在其严重的合并症得到解决且病情稳定的条件下,才考虑性功能障碍的治疗。

第十三章

生物医学因素的治疗

Biomedical Treatment

在本章中，我们将讨论男、女性功能障碍的医学治疗。首先，为有效治疗各种性功能障碍，必须制订一项患者认可的常规治疗方案，即医学治疗策略。其次，需介绍治疗特异性功能障碍的特异医学流程和方法。

一、男、女性功能障碍的常规诊疗策略

1. 提供信息

提供准确信息和辟谣解惑是医师在性功能障碍治疗过程中的一项重要任务。许多人发现，互联网上随处可及的"医学"信息看似很有帮助，但当他们想弄清真相时却变得十分疑惑。每天，男性健康中心医师几乎都会遇到迷惑不解的患者，大多数遇到了药物疗效或医学治疗效果上的问题。此外，亦有些患者将自己性功能障碍的出现归咎于医学治疗及药物的副作用，如止咳糖浆非处方药的服用，等等。因此，如果医师能够明确告诉他们性功能障碍的真正原因，对患者来说是非常有益的，他们不会因为无端恐惧而停止必要的医学治疗。

同时，临床上也不乏对某种疾病病因错误理解的情况。最近，泌尿外科医师接诊一位阴茎弯曲的男性患者，被诊断为阴茎硬结症。但是，患者妻子非常担忧，以为丈夫欺骗了她，认为这是由于与其他女性发生了性关系所致。对此，泌尿外科医师解释道，阴茎硬结症是一种结缔组织疾病，与阴茎软组织内纤维化斑块形成有关，并不具有传播性。由此，消除了妻子对性传播疾病的恐惧。

不仅如此，医师（以及非临床工作者）还可为患者提供与性实践有关的正

确信息。通常,患者会询问医师一些自身"性"实践方面的问题,以及是否与其他人有所不同,如性活动的频率、持续时间、手淫状况和为什么会对其他人而非自己的伴侣感"性趣"等。大多数情况下,在得知自己担忧的问题其实也是大多数人实践中司空见惯的经历时,他们往往会如释重负。

2. 治疗医学疾患

通常,医学评估过程中,某种具体疾病被确定与患者性功能障碍的形成直接或间接相关。此时,医师可选择自行治疗,或将患者转诊至其他医学专家那里。是否转诊,取决于初级医师专业以及是否需要专业评估、治疗和追踪某种特异性疾病。各种常见的可干扰性功能的疾病包括糖尿病、性腺功能减退、心血管疾病、神经系统疾病、代谢综合征、子宫内膜异位症、前列腺炎和肿瘤等。当然,某些精神疾病,如抑郁症,亦可对个人性功能产生不良影响。

3. 药物服用

目前,根据患者性功能障碍类型及其复杂程度,有许多种类药物制剂可供医师选择,进行单纯药物治疗或与其他方式结合。通常,药物干预大致分为四类。

(1)具体疾病治疗:针对某一疾病或医学疾患,医师通常给予相应药物治疗(如抗生素、抗帕金森病药物、止痛药物等),它对男、女性功能可产生直接或间接负面影响。

(2)激素失衡治疗:性腺功能减退,是男性勃起功能障碍或性欲望低下中常见的问题(Mueleman 和 van Lankveld,2005),多数情况下需要激素替代治疗。对于由于雌激素缺乏而导致性交疼痛的女性,亦可行激素替代治疗。目前,美国 FDA 尚未批准女性性欲望低下相关的激素替代治疗。

(3)提高性表现:对男性而言,许多药物制剂可通过增加阴茎血流达到提高性唤起的作用,这些药物包括西地那非(万艾可)、他达那非(希爱力)、伐地那非(艾力达)、盐酸伐地那非(Staxyn)和阿伐那非(Stendra)等,统称为 PDE - 5抑制剂。当前,亦有一些新型 PDE - 5 抑制剂正在研发之中(Wang 等,2013),但所有药物仅针对男性性唤起,尚无涉及女性性唤起方面的药物。

(4)抑制性表现:许多药物制剂可通过其"用途未标注"的作用,对男性的性唤起产生抑制作用,但这种副作用却可减缓男性射精,因而被用于男性过早射精的治疗,包括抗抑郁药物和一些止痛药物(如曲马多)。

二、男性性欲望低下及勃起功能
障碍的特异生物医学治疗

性腺功能减退，即性腺（男性睾丸和女性卵巢）活动低下，可引起生育问题及男女发育异常。对男性而言，性腺功能减退致使睾酮生成水平降低，可导致性欲望低下和勃起功能障碍。性腺功能减退可分为原发（即睾丸功能损伤）或继发（中枢性）（即下丘脑或垂体功能损伤）。睾酮水平降低为原发性时，可采取睾酮替代治疗方式（Jacob，2011；Khera 等，2011）。通常，可采用皮肤贴片或凝胶或注射给予睾酮，亦可臀部皮下植入药丸（睾酮素）缓慢释放。另一方面，如果睾酮水平低下为继发性，则可选择克罗米芬（商品名 Androxal 或 Clomid）药物治疗（Ioannidou-Kadis 等，2006）。

1999 年，世界卫生组织将代谢综合征定义为一般性肥胖、腹部肥胖、血脂异常、高血压和高脂血症。Meuleman（2011）对代谢综合征与男性性健康的关系进行了卓越的回顾性分析。学者认为，代谢综合征是可引起心血管疾病、糖尿病和性腺功能减退风险增加的一系列疾患，它对男性性功能的损伤作用主要通过阴茎血流减少，进而导致勃起功能障碍。诊断为代谢综合征的男子，时常主诉性欲望低下。一旦代谢综合征诊断确定，最好采用生物-心理的综合模式进行治疗，包括增加锻炼、健康饮食、控制胆固醇水平和睾酮替代治疗等（Glina 等，2013）。

目前，针对男性勃起功能障碍的医学治疗，是一种有创性递增的方式。通常，从创伤性最低的 PDE-5 抑制剂开始，具体方案如下。

（1）PDE-5 抑制剂（万艾可、艾力达、Staxyn、Stendra 或希爱力）（保质期 2 年）。

（2）负压吸引设备。

（3）尿道内血管活性胶（冰箱内保存 3 个月）。

（4）海绵体内注射血管扩张剂（冷冻保存 6 个月、冷藏保存 1 个月）。

（5）上述各种方式综合运用。

（6）阴茎假体植入术。

1. PDE-5 抑制剂

为更好地理解 PDE-5 抑制剂作用原理，最好重温阴茎勃起生理机制。

通常,性刺激时激发个体性唤起,导致阴茎海绵体内一氧化氮(NO)释放,然后NO 激活环鸟苷酸酶,导致环磷酸鸟苷(cGMP)水平升高。cGMP 信使,松弛血管平滑肌致使血液迅速流入阴茎,进而形成阴茎勃起。然而,阴茎内一种PDE-5 酶,可起到对抗 cGMP 的作用。cGMP 降解后,阴茎将返回疲软状态。因此,个人性唤起水平充分时,足够的一氧化氮可弥补 cGMP 的降解。表现性焦虑时,亦可导致勃起功能障碍,因其体内 PDE-5 酶压倒 cGMP 的信使效应,使得阴茎勃起失败。万艾可、希爱力和艾力达,可通过抑制 PDE-5 酶的方式释放足够的一氧化氮,维持阴茎勃起。具体过程总结如下。

（1）性刺激条件下释放阴茎内一氧化氮(NO)。

（2）一氧化氮(NO)刺激 cGMP 生成,致使平滑肌松弛,阴茎血流迅速增加,形成阴茎勃起。

（3）正常勃起时,充足的一氧化氮(NO)可弥补 PDE-5 降解对 cGMP 的影响。

（4）勃起功能障碍男子,由于一氧化氮(NO)水平不足,PDE-5 作用压倒cGMP 信使效应,阴茎勃起失败。

（5）作为一种 PDE-5 抑制剂,万艾可、希爱力和艾力达具有降低 PDE-5降解效应,使得一氧化氮(NO)水平增加,从而维持阴茎勃起。

给予某种 PDE-5 抑制剂时,我们时常建议男子在独自手淫或与伴侣一起的条件下测试 PDE-5 抑制剂的效果。仅当男子愿意接受一种自我刺激或有过其他刺激史和能在放松情况下手淫时,我们才建议采取手淫测试药物的方式。通常,独自手淫可消除与伴侣性活动中固有表现性焦虑的影响,同时了解药物的副作用,如头痛、鼻塞、面部潮红、蓝视症和肌肉疼痛等。所有药物副作用,均是短暂和良性的。此外,PDE-5 抑制剂还有降低血压的作用,同时服用其他降压药时必须谨慎。正在接受心血管疾病药物治疗(如硝酸甘油类药物)是 PDE-5 抑制剂使用的禁忌证。

尽管大多数男性服用这类药物并未出现副作用,但有时副作用会很明显以至于干扰男性的性活动。PDE-5 抑制剂副作用难以忍受时,建议更换另一种药物或降低药物剂量。头痛时,可在 PDE-5 抑制剂前预防性服用阿司匹林减轻头痛症状。虽然以上几种药物作用机制相同,但每种药物的特异反应不同,以及不同男性的治疗效果不同。

2. 负压吸引设备

负压吸引设备(vacuum devices)是一种置于阴茎之上的玻璃或塑料圆筒。

在阴茎根部密封条件下,通过抽气而在圆筒内产生负压。由此,负压吸引血管内血流进入阴茎,形成阴茎勃起。然后,通过阴茎根部的弹力圈保留血液而维持勃起。通常,男子抱怨这种设备使用时有不舒服感,且需在手引导下将阴茎放入圆筒内,否则阴茎会在弹力圈处弯曲。

3. 血管活性凝胶

PDE-5 无效时,可选择尿道内血管活性凝胶(vasoactive gels)涂抹的干预方式。这种凝胶是一种复合物,由各种不同剂量的血管扩张剂混合而成,如前列地尔、前列腺素 E1、酚妥拉明和罂粟碱。如果男性感到尿道内明显灼热感,必须调整药物剂量,减少不舒适感觉。凝胶保质期一般为 3 个月,需要冷藏保存。通常,凝胶在 15 分钟内发挥作用,持续近 1 小时或依据剂量适当延长。需要提醒的是,切勿用药过量,以免阴茎异常勃起。

4. 海绵体内注射

海绵体内注射(intracavernosal injection),采用与凝胶相同的血管扩张剂,通过细针直接将其注入阴茎一侧海绵体内。同样,药物需要冷藏,保质期约 1 个月。通常,凝胶在 15 分钟内发挥作用,持续近 1 小时或依据剂量适当延长。谨防用药过量,引起阴茎异常勃起。许多男性可能对凝胶和海绵体内注射方式有一定顾虑,因其不可避免的性交自然感丧失和不舒适感。

5. 综合治疗策略

某些情况下,男性可能受惠于血管扩张剂和 PDE-5 抑制剂的综合运用。但是,它几乎仅在医学因素被确定为勃起功能障碍的主要原因时才考虑。

6. 阴茎假体植入术

1973 年,学者首次提出手术植入阴茎假体的方法,成为勃起功能障碍的最后一种治疗方式,但它仅在其他侵袭性较低治疗方法尝试失败后才考虑使用。目前,有两种阴茎假体可供选择:充气假体(inflatable prosthesis)和半刚性可塑棒(semirigid malleable rods)。充气假体,是在阴茎两侧海绵体内放置 2 个充气圆柱体,通过导管与紧贴膀胱的生理盐水储液器连接,在阴囊内放置的压力泵的控制下调控充气假体,从而形成一种阴茎勃起或疲软状态。同样,半刚性可塑棒也要植入阴茎两侧海绵体内,但无须其他导管或调控装置。它通过人为弯曲阴茎内假体至合适位置,形成一种阴茎勃起或疲软状态。两种阴茎假体,均可达到阴茎插入所需硬度,亦能体验完全性交感觉和性高潮。

阴茎内假体治疗方式,除了手术感染风险,少数男性还可能出现设备失灵,以及极少数情况下设备腐蚀穿透阴茎组织和皮肤的现象。此外,由于术后阴茎长度不同程度缩短,某些男性会因此感到沮丧。

三、过早(早期)射精功能障碍的特异生物医学治疗

第五章中,我们介绍了对一些常见过早(早期)射精定义方面的误解。其实,过早射精治疗,主要得益于医师规范化信息的界定。临床上,当男性达到过早(早期)射精诊断标准时,医师会给服某些疗效"未标注"的药物,即在生理上通过某种药物的副作用来减缓患者性高潮/射精进程。其中,抗抑郁药物(SSRI)被广泛用于过早射精的治疗,必要时可选择即时服用或持续服用的方式。研究表明,抗抑郁药物持续服用的疗效胜于即时服用的疗效(Waldinger,2007)。其他常用药物包括曲马多——一种临床上常规止痛药物。

另一治疗过早(早期)射精方法,是采用麻醉喷剂(非处方药物)的方式,如爱久力,从而达到延缓射精效应。通常,爱久力对性交伴侣无任何副作用。

四、女性性功能障碍的特异生物医学治疗

1. 女性性兴趣/唤起功能障碍

1996 年,自万艾可使用以来,希爱力和艾力达也相继问世,成功用于男性性功能障碍的治疗。目前,学界希望找到一种对女性性唤起或性欲望问题有所帮助的药物。辉瑞制药公司,曾经研究万艾可对女性性功能的治疗效果,借此占领女性性功能障碍的巨大市场。但是,由于多中心研究受试者数量不足,2004 年计划被迫放弃。事实上,DSM-V中,学者已将之前女性性欲望低下和性唤起功能障碍归类为单一的性兴趣/唤起功能障碍。某种程度上,这种新型分类方式,也反映了当前经期女性性唤起功能障碍发病率很低,学者对女性性功能异常药物的研发,随后更多地转移到性欲望而非性唤起方面。

目前,两种可能对女性性欲望有效的药物制剂正在研发之中:布美诺肽(bremelanotide,一种 α-黑色素细胞刺激素类似物)和氟立班丝氨(flibanserin)。尽管两种药物都未得到美国 FDA 的批准,但两家药剂公司均认为该药物充满前景(Palatin 公司正在研发布美诺肽、Sprout 公司正在研发氟立班丝氨)。这

些药物是否有效，主要基于"满意性事件"（satisfying sexual events）的主观评估数据。其中，氟立班丝氨的作用机制，是在降低血清素水平的同时，提高多巴胺和去甲肾上腺素的神经递质水平。目前，尚无研究能够检测大脑内化学变化，因而无法支持主观评估数据。

2. 生殖道-盆腔疼痛／插入功能障碍

目前，对于阴道干燥和缺乏湿润所致生殖道-盆腔疼痛/插入不适的女性而言，可供使用的润滑剂多种多样。但是，正是由于润滑剂种类繁多，她们却不知如何选择。而且，大多数品牌润滑剂并未广泛宣传，在药店也难以购买，以至于女性对润滑剂作用的认识非常有限。

油性润滑剂（oil-based lubricants），如按摩油、婴儿油、凡士林和手霜，往往会弄脏床单，且与避孕套一起使用时不安全，因为它们可能破坏乳胶成分。因此，我们不建议将其用作性交润滑剂。某些常用、易购买的润滑剂，如 K－Y 凝胶和艾丝兰（astroglide），虽是水溶性润滑剂，但含有对羟基苯甲酸酯（paraben）和甘油。尽管具有不污染床单的优点，但这些润滑剂持续时间较短、易变得黏稠和性活动中需要再添加。此外，对羟基苯甲酸酯和甘油，可引起 2 型糖尿病患者真菌感染。不含对羟基苯甲酸酯和甘油的水溶性润滑剂，不易黏稠和真菌感染。如艾丝兰，就有一种不含对羟基苯甲酸酯和甘油的新剂型。其他广泛应用、不含对羟基苯甲酸酯和甘油水溶性润滑剂品牌包括 Liquid Silk、Sliquid 和 Slippery Stuff。许多新型润滑剂成分是有机硅凝胶，这种润滑剂的丝滑效果较好、持续时间长。因此，我们经常建议性交疼痛的女性使用这类润滑剂。然而，这种润滑剂却具有一种易燃的特点，因而必须警告患者，不能将其放在营造浪漫气氛的蜡烛旁边。常见有机硅凝胶润滑剂包括 Pink、Eros、Wet Platinum 和 Gun Oil。如何选择这种润滑剂，可听从保健医师、妇科专家或护理人员的意见。在这里，我们仅列举一部分品牌，并非为了宣传产品。我们想提醒患者的是，所有润滑剂的作用不同，某些仅适用于特定夫妻和特别需求。通常，我们建议患者少量购买多个产品，选择最适合自己的。目前，大多数产品可在互联网上购买。有时，尽管润滑剂被建议用于女性性交疼痛和插入困难，但有性唤起和性高潮问题的男、女亦可使用。同性恋和异性恋肛交时，润滑剂也是必不可少的。

阴道插入功能障碍的女性，可在妇科医师或物理治疗专家指导下进行针对性的治疗，治疗内容可能涉及阴道扩张探子的使用。练习阴道内探子插入，能在家中或诊室内完成，探子可在网上购买。

第十四章

心理-社会因素的治疗

Psychosocial Treatment

一、确定合并症存在与否

通常,根据评估结果,可对患者进行性功能障碍的心理-社会因素治疗,并与生物医学治疗相结合。然而,直接治疗前,还需清楚患者是否存在其他任何必须解决的合并症。学者将需要解决的合并症分为四类,具体如下。

1. 重要关系冲突

许多情况下,我们需要解决的性问题,其实是岌岌可危夫妻关系的后果。例如,某一主诉勃起功能障碍男性患者或性欲望低下女性患者,他们的性问题是由于严重的夫妻冲突所致。事实上,夫妻可能将寻求治疗作为最后手段,这样他们至少可以说自己已经尽力了。访谈过程中,我们时常发现,许多夫妻冲突多源于语言暴力、沟通障碍、婚外情,或期望值难以实现等因素,并由此形成内心积怨。我们需要做的是,妥善处理他们糟糕的夫妻关系,由此改善他们的情感状态。

有时候,夫妻关系问题可能如诟病难除。因为,男女之间的冲突往往是由于不可调和的因素所致,如核心价值观(core values)或文化认同(cultural identity)等。最近,我们访谈了一位勃起功能障碍患者的女性伴侣,她声称自己从不觉得丈夫"性"吸引人,且与丈夫的文化价值观明显抵触。客观上,她知道丈夫是一位帅哥;主观上,却并不认为他吸引人。其实,婚前她已经认识到他们之间的文化差异,但她寄希望随着时间的推移会有所改变,事实却并非如此。如今,夫妻结婚几乎 30 年,由于两个子女的原因和最近出现的财政问题,他们一直待在一起。目前,她已不敢奢望这一情况会得到改善。

其他情况下,夫妻之间的问题虽可以解决,如错误沟通方式或对伴侣不感兴趣等,但由于问题的形成由来已久或伤害至深,即使伴侣行为得到改变,也难以弥补内心创伤。因此,治疗前,治疗师必须清楚夫妻之间冲突的特征和严重程度。

尽管如此,治疗师尽力解决患者的夫妻冲突问题是很有建设性意义的,有助于夫妻之间情感的转变。治疗时间,依据患者问题的严重程度而定,短则数月,长的需要1年。据我们所知,一对夫妻在其性问题直接治疗前,接受了1年时间的沟通技巧培训和情色刺激分歧的调解。

2. **重大个人或夫妻生活中的压力源**

许多个人或夫妻就诊时可能面临重大的生活压力,如经济问题、法律问题或家庭成员身体健康及幸福观问题,等等。这些问题中充斥着复杂的个人情感,大多数人对待“性”已经比较麻木。除了各种家庭经济危机或失业境况,我们还发现,许多人还要每天照顾伤残或慢性病的家庭成员。在这些问题得到解决之前,或在有效的应对策略制订之前,这些压力源就会继续干扰个人参与性活动的心情与兴趣。当然,如何制订帮助个人或夫妻渡过难关的策略,取决于压力源的特征。某些情况下,心理治疗最好推迟至个人或夫妻的危机得到解决或渡过后。当然,治疗师也可帮助他们制订特定的应对策略,最大限度减轻压力。无论如何,只有在压力降低至可掌控水平时,我们才能集中精力解决患者的性功能障碍问题。

3. **严重精神和(或)身体健康疾患**

如果患者精神健康问题未得到及时解决,或状态不稳定时,便着手性功能障碍的治疗,可能是徒劳和浪费时间的。严重精神健康问题未治疗、未缓解或不稳定时,均会潜在影响性功能障碍的治疗。各种常见的精神健康疾患包括抑郁症、双相情感障碍、强迫症、广泛性焦虑症、创伤后神经失调症和精神失常。有时候,某些严重的注意力/缺陷多动障碍(ADHD)已在性问题的诊治前得到有效治疗。临床经验表明,任何精神疾患都可扰乱个人对性刺激的注意力。或者,当与性无关的想法占据患者思绪时,个人性功能也难以得到正常发挥。因而,我们最好在性功能障碍问题治疗前,彻底解决这些精神和(或)身体健康方面的隐患。

4. **严重物质滥用问题**

对某些人而言,适当饮酒或服用某些药物可能不会影响他们的性功能。但是,大量饮酒和物质成瘾,会在生理和认知水平干扰个人的性行为。许多情况下,物质滥用会明显影响包括性行为在内的个人生活,即使他们专注于性活动也无济于事。此时,我们建议应将患者转诊到物质滥用专家那里继续治疗,并告知只有在物质滥用情况控制后方可治疗其性功能障碍。当然,有时候物质滥用的干扰作用可能并不十分明显,我们可先停止物质使用,观察它们对夫妻关系和性行为/表现的影响。如果个人不能暂停物质使用,则必须接受专家的治疗。

二、治 疗 概 述

一旦任何潜在干扰性行为合并症得以解决,便可着手治疗性功能障碍患者的性担忧。如今,尽管对性功能障碍的认识水平不断提高以及治疗方法更加成熟,我们认为性治疗师仍然有必要详细解释治疗内容和过程,以便患者能够轻松应对和更好地理解治疗所涉及的方方面面。

第十二章中,针对全面评估访谈列出的纲要,同样适合心理-社会因素的治疗。因此,我们建议按照假设、目标、过程和结构与内容进行分步治疗,具体步骤如下。

1. 假设

与评估过程一样,着手性功能障碍心理-社会因素治疗时,设定一系列假设很有帮助。所谓假设(assumption),就是有根据的猜测(或假说),以便治疗能够如期、有效执行。有益假设,往往有利于我们解决一些常见问题。

(1)患者的"性"观点狭隘(如性 = 性交),更多地将性表现视为一种成功标志。

(2)患者对男、女性别角色的观点陈旧,阻碍了信息更新和文化适应。

(3)患者不懂得如何利用性唤起有利因素(如性爱最佳时间、各种干扰因素)。

(4)患者已形成一种性逃避模式,无意中阻碍了治疗。

通过事先设定的假设,我们预见治疗过程中可能出现的各种隐患,从而提高治疗的成功概率。我们理解,一些读者可能觉得做出以上假设不合适,这样治疗师可能不会更好地听取患者对治疗的看法,在治疗过程中采取一种既定模式去应对而不是认真倾听患者的诉说,这是一个必须解释清楚的问题。我们相信,医师有时可能确实存在过于看重假设而忽视实际的情况,因此很有必要提醒他们。尽管如此,大多数医师仍倾向做出各种假设,以便更好地进行评估和治疗,我们仅想督促医师假设时更加明确,尽可能与临床实际相符合。当然,如果发现假设不正确,则应该及时调整。多数情况下,错误的假设,意味着治疗成本的增加。

2. 目标

我们认为,治疗的基本目标(goal)是营造或恢复一种夫妻之间的性舒适感和满意度。详细评估后,方可制订具体的治疗目标。我们发现,治疗前患者虽然已有非常具体的想法,但评估后又确定更新的目标。例如,一对沟通障碍夫妻就诊时,他们的想法是让女性伴侣能够体验性交高潮。但是,我们告知他们,如果仍然经常愤怒相对,这一目标就难以达成。作为治疗师,我们需要帮助夫妻认识到满意性唤起和性享受所必要的心理和生理条件。由此,新的目标应运而生。

向夫妻介绍新目标时,还需让他们理解到,终极目标的实现是以基本目标完成为前提的。而且,基本目标的实现过程中,可能困难重重。因此,我们往往鼓励患者将这些基本目标视为"踏脚石"或"奠定的基础"。最后,非常重要的是,必须开诚布公地与夫妻讨论上述目标。

作为一名治疗师,我们切勿制订那些可能增加患者表现性焦虑的治疗。例如,将"增加勃起硬度""达到性高潮"或"控制射精"作为目标时,有可能加重患者病情,特别是其中表现性焦虑的抑制作用。一旦出现与表现相关的不良后果,患者也不要过于紧张,可将其视为一种令人愉快性活动中的附加品,它与夫妻性愉悦目标的达成相比是微不足道的。

3. 过程

需要注意的是,治疗过程(process)中许多重要的人际交往方面的细节也不容忽视,虽不是治疗计划的一部分,但它们对成功治疗而言至关重要。例如,医师外表、办公室外观,医师教育资质等,这些对患者感受来说都很重要。同时,积极应答患者的询问和电话,也有助于提高医患之间的相互关系。这些因素,不会在任何治疗互动方案中提出,也不会成为任何一项"性"治疗的特殊内容。

当然,每项"性"治疗都包括一系列重要的过程议题。探讨隐私和某些可能令人尴尬的内容时,要求医师具备特别的同情心。例如,患者会说:"此前,我从未告知其他人这些隐私。"医师对此类信息的反应方式很重要,有时可能起到鼓励或阻碍进一步交流的作用。正如第十二章中提到的,我们曾经听到患者诉说:"我尝试告诉医师,但他似乎对我提出的问题显得难为情,不愿继续讨论。"为鼓励患者更好地诉说,医师可告知他们,尽管讨论性话题比较令人尴尬,但你具备处理性功能障碍的丰富经验。即使患者吐露的信息或表现出的性行为非常怪诞(以前未发生过),我们也要沉着和冷静。

　　进行情感沟通时,治疗师应处理好与患者之间的情感反应,如移情(transference)和反移情(countertransference)作用。通常,与一位体贴的医师进行密切性问题讨论时,患者可能产生性幻想和性吸引。因此,治疗师必须注意治疗时性诱惑的可能性(特别是与单个患者单处的时候),尽量避免治疗师-患者之间的关系个性化。如果你怀疑患者的行为有性诱惑,那么治疗过程中应该及时解决这个问题。如果你觉得自己被患者吸引了,或者发现自己的行为有性诱惑,也应该立即解决,制订一个"反移情"策略。如果有困难,可转诊至另一位治疗师。我们希望治疗师明白,治疗师与患者之间性亲密不可取,任何情况下都是不允许的。

　　在与异性恋夫妻接触过程中,必须注意保持公平,不要偏袒任何一方。通常,夫妻会认为治疗师将与同性别的伴侣站在一边。治疗之初乃至整个过程中,我们必须杜绝此类情况的发生。治疗每一阶段,我们尽可能确定和重复这一原则:与每位伴侣单独访谈(如对他/她的伴侣发表积极言论),以及与夫妻双方共同交流时(如腾出时间沟通或感觉集中训练),不要偏袒任何一方。由此,每位伴侣不会感到只有他或她才是关注的重点。

4. 结构和内容

　　下一步性治疗要考虑的是结构和内容(construct and content)。如第十二章所述,关键问题确定后,便可在评估中开始治疗。例如,当夫妻关系问题严重到影响治疗进展时,就必须首先解决。反之,如果关系问题尚不足以构成破坏或干扰作用,则可在治疗中处理。我们认为,治疗基本可分为三个阶段。

　　(1)阶段一:通常,性治疗第一阶段关注以下部分或所有目标,即知识的获取、性差异的探讨、理想性行为的确定和表现性焦虑的认识。根据个人或夫妻问题严重程度,第一阶段治疗可包含以上一至数个重要环节。基本上,第一阶段是确保个人或夫妻在正确知识、目标和动机的指导下,进行重点突出的性治疗。

　　(2)阶段二:性治疗第二阶段,涉及阶段一中确定的更特异性目标的主动完成。例如,践行新的性交方式和性行为以降低表现性焦虑,利用性幻想训练增加性唤起,以及通过沟通技巧减少误会并正确表达自己的性欲望等。此外,此阶段亦可采用以改善适应不良信念为目标的认知方法。

（3）阶段三：性治疗第三阶段，主要是回顾治疗过程和结果（巩固成果、获得成就感），制订总体治疗计划和预防复发。阶段二计划基本达成且仅需很少的治疗师指导时，即可着手阶段三的治疗。此阶段，我们首先回顾性问题是如何形成的，夫妻或个人在治疗之初经历了什么，设定了哪些目标又实现了什么目标。然后，讨论未来存在的各种隐患（性功能问题的再次出现），以及解决问题的策略。

（4）疗程间隔和治疗时长：一般情况下，大多数性功能障碍的疗程是每周一次。评估过程中，医师根据需要调整访谈时间间隔。经验表明，治疗疗程间隔1周，有利于个人或夫妻在家中训练和反思，并不会影响治疗的连续性。当然，疗程间隔应定期再评估，在不影响治疗进程的前提下确定是否需要更改时间表（不论什么原因），以便更好地服务于患者。如果医师指导下个人或夫妻的依从性很高，以及治疗进展顺利时，可逐渐将疗程间隔延长至每2~3周甚至4周。疗程间隔时间超过几周时，医师可通过电话进行指导，即使是紧急情况下。通常，许多患者能在15个疗程内成功达到治疗目的。

尽管以上治疗内容详尽，但仍是一种启发性指导。有时，根据患者或夫妻要求调整制订的治疗计划，是很有必要的。

三、性功能障碍心理-社会因素治疗的常见内容

对于绝大多数男、女性功能障碍患者而言，以下提及的常见内容和策略很有帮助。除此之外，我们还将进一步探讨特异性功能障碍治疗的具体策略。然而，讨论治疗常见内容前，我们应理解性心理教育乃所有疗程中最重要的部分，它又包括了许多子分类。

1. 正视问题

毫无疑问，性功能障碍对患者个人而言是压力巨大的，它不仅摧残个人自尊和自信，还时常导致抑郁症、人际关系破裂甚至自杀。因此，我们必须正确看待个人或夫妻的性问题。许多个人和夫妻往往将性功能障碍视为一种不可改变的个人特质，"只见树木不见森林"，特别是那些以"非黑即白"方式看待问题的人。大多数情况下，我们需要指出，除"性"以外，个人或夫妻还有许多长

处可圈可点，并不是一无是处，应将"性活动"视为一种亲密关系而非单纯的个人表现，这一点非常有益。通常，"性"涉及更多身体和情感方面的愉悦，性亲密不仅包含高潮的性，还涉及恋爱、嬉戏、打情骂俏、抚摸、情怀、分享和伤感，以及开诚布公的态度，等等。Alterowitz（2004）在其著作中，清楚阐释了对患者而言非常有益的性亲密。尽管作者目标主要针对前列腺癌患者生存，但对性亲密的关注同样有重要价值，适合所有勃起功能障碍男子及其伴侣。

此外，我们还需帮助患者认识到，"性"是由许多人类行为构成的一个连续体，任何参与性活动的人都有选择的权利，可以挑选任何他们喜爱的方式，这一点极其重要。而且，每次性活动中，个人选择的内容也并非一成不变。总之，以上观点无不向患者及其伴侣传递了这样一种信息：个人的价值并不是仅以"性"来衡量的，我们还可通过许多不同方式给予他人和自己快乐并建立性亲密关系，而不必仅基于一种世俗狭隘的"性"观点去看待一切。

2. 信息标准化

如今，媒体中大量充斥着有关男、女性功能障碍治疗的各种广告，我们也经常听到患者谈及自己性功能问题多么特殊，有些人甚至不敢告诉医师，仅因害怕被嘲笑或认为不正常。作为治疗师，我们应该告知患者自己有丰富治疗这类性功能疾患的经验，这些都是自己实践中经常遇到的问题。时机适宜情况下，我们再给予一些有关男、女手淫普遍性、夫妻性交频率和性交持续时间方面的宣教，这对他们来说是非常有益的。

3. 不再求全责备

治疗过程中，许多个人和夫妻时常因为性功能表现异常而指责自己或伴侣。然而，推卸责任不仅毫不利于问题的解决，还有损夫妻之间的良性互动，不利于营造一种奖励和满意性体验的氛围。错误假设，会招致责备。有人以为，"正确的"性，必须是非常特别的，且在每个性情景中都得出现。有些患者坚信，"性"应是温柔和缓慢的，有些患者笃定"性"则是强有力和果断的。其实，见证了众多性行为表现的治疗师，最有发言权。当然，性行为的表现没有绝对的对与错，只不过个人爱好而已。为了不再相互责备，我们应以更好的心态扪心自问：什么条件和刺激下伴侣能够感到性唤起？性活动中又如何取悦性伴侣？这些问题的思考，有助于夫妻提高对"性"事件的沟通技巧，它应是基于事实而非以潜在错误假设为出发点的。任何人都不会先知先觉：性伴侣最喜欢什么。在与性伴侣反复体验和开诚布公的交流中，我们将找到真正的答案。

4. 纠正误解

互联网上随处可见的"性"信息虽起到了一定的宣教作用,但当我们试图徜徉在那些泥潭满布和无穷尽"事实"中时,却觉得非常迷茫和困惑。毫不奇怪,治疗时许多患者仍对"性"十分迷信和产生误解。其中,一个非常普遍的例子,就是许多男、女都认为"男人应该总是对性感兴趣"。如果仍执此迷信而不悟,则有可能导致个人在性活动中产生表现性焦虑,因为即使不利条件下,他们仍想展现自己的"正常"性功能;或者,当女性伴侣纳闷为什么他们不能对自己的性暗示产生反应时,时常以挫败感收场。

同时,就年龄如何影响个人性欲望和性表现的议题,男性和女性也似乎误解颇深。一个最明显的例子,就是误以为"性"会在某一年龄段戛然而止。这种想法,妨碍了我们对真正影响性功能减退生物医学和心理-社会学因素的探索。当然,还有许多我们经常遇到的、有关手淫方面的误解。例如,许多男性和女性将手淫视为一种心理障碍或性功能不全的表现,特别是在个人的性伴侣唾手可得时。

不可否认,各种各样的性迷信和误解使得我们不能认真思考或有效解决患者的性问题。因此,我们觉得很有必要提醒诸位,不论是教育良好人群还是受教育程度低下群体,性迷信和误解都可能无处不在且充满生机。因此,诊治性功能障碍过程中,治疗师最好假定所有患者都可能存在这类情况。

5. 寻找性功能障碍的致病因素

大多数情况下,治疗时患者几乎都未认识到他们性功能障碍的致病因素,总是想找到一种单一的因素来解释其病情,希望它是医源性的。一旦发现性功能障碍原因是"心理"性的,他们会十分焦虑,因为这有可能是他们的错。此外,之所以"希望"病因是医源性的,还由于他们误以为解决方法就是服用一片药丸。此时,我们会提出一个概念性框架,即性功能障碍的形成是多因素共同作用的结果。治疗目的之一,就是让他们理解自己性功能表现异常的原因,并找到解决问题的方法。此外,我们时常告知患者,"心理"因素并不等同于过错,也不是什么精神疾病。

6. 改变性活动环境

所有性问题,都有可能是受到环境因素的不利影响,致使个人不能达到舒适和私密性活动的感觉。因此,在与每位患者及夫妻探讨性活动问题时,治疗师应考虑到他们的性活动场景。通常,治疗师需要询问各种干扰性活动环境的影响因素,如过度吵闹、明亮灯光、家内宠物,等等。之所以时常问及宠物问题,是因为动物闯入往往是干扰性活动的主要因素之一。犬叫和舌舔的狗、依偎的猫和凝视的鸟,都是一些经常被提及的干扰因素。我们很惊奇,为什么许多人经常将宠物放在床上,那些伤残和无助人士又是如何与宠物划清界限的。

我们也遇到孩子、亲戚闯入夫妻私密空间的现象。不论是破门而入还是做爱声音被亲戚听到,都可能成为性行为的干扰因素。

此外,我们也经常询问个人的活动安排、工作时间和性质,了解他们生活中有多少闲暇时间。个人是否充分利用自由时间享受性爱,或是否准备享受和放松。那些经常出差、分居两地或工作时间颠倒的个人,总是缺乏在一种放松心情下做爱的机会,因而即使自己感觉不对,也被迫为之。他们的想法似乎是:"我们最好趁现在有时间时做爱,否则下一次又不知道是什么时候。"这些"性"方面的压力,时常导致或加重个人的性功能障碍。

7. 改善沟通技巧

治疗性功能障碍过程中,经常遇到患者缺乏沟通技巧的情况。为此,我们为患者制订了一种既可用于评估工具又可用于治疗指南的讲义,这份讲义长达 10 页,描述了常见的夫妻之间沟通的问题,并给予了如何克服各种性问题的建议。沟通中的典型问题包括以下几点。

(1) 偏离主题:一个问题未讨论完,又转移到另一个问题上。

(2) 读心术:喜欢猜测对方的心思,以为自己很了解对方。

(3) "厨房水槽"(kitchen sink):一个问题未讨论完,又把其他问题扯进来。

(4) "是的,但是":尽管在倾听,但却一直认为对方是错的。

(5) 交叉抱怨(cross-complaining):每次回复,都酝酿着一个新的抱怨。

(6) 僵持(standoff):伴侣之间总是反复重复同一个议题却未见进展或解决。

对于那些在沟通技巧上需要帮助的患者,我们通常指导他们独自阅读讲义(人手一份),找到一种可改善他们相互关系的沟通方式。然后,讨论沟通方面存在的各种困难,并以自己的亲身经历举例说明。讨论之初,我们需声明,此次回顾重在了解伴侣之间的沟通方式,并非表明或指出谁对谁错。治疗师可以参阅 Gottman 的工作方法,他是夫妻沟通培训方面的专家(Gottman 等,1976)。通常,我们鼓励伴侣采用倾听、退让和礼节的应对方式,达到有效沟通的目的。同时,还鼓励夫妻搁置争议、分享每天不同的感受,重在解决问题并制订未来计划和方案。

　　作为治疗师，我们应在整个治疗过程中树立良好沟通的典范，通过积极倾听、同情心传递、清晰观点表达，以及各种其他社交和沟通方面的技巧，达成目的。此外，还需不断提高沟通技巧，与夫妻分享经验。治疗过程中，亦要告知患者，沟通技巧其实一直是我们共同关注的，并可在适当的时候解决某些沟通的难题。而且，我们需要在开始时便提出，这样许多患者就不会觉得沟通问题是针对自己的。有时候，只要沟通技巧不能改善，许多性功能障碍问题就无法解决。这种情况下，我们经常指出，"性"表达，其实就是一种特殊的交流方式。

　　8. 感觉集中训练

　　正如访谈是性评估的基石一样，感觉集中训练（sensate focus）已成为许多性治疗的核心。当患者在性交过程中过度关注自己的性行为表现和结果而不是享受性爱过程时，便可采用感觉集中训练，它适用于任何性功能障碍的治疗。最初，这种概念由 Masters 和 Johnson（1970）提出，可用于改善个人或夫妻性行为的许多方面。40 多年以后，它仍不断运用于大多数案例的治疗。当我们详细解释和私人订制这种治疗方式时，个人和夫妻是很容易理解和接受的。我们发现，许多患者自行或在医师或朋友建议下尝试最新版的感觉集中训练，效果却不显著。其原因是夫妻并未按照要求不再关注性活动中的表现和结果，因而仍然感受到压力和焦虑。因此，我们建议，患者在治疗师的正确指导下，严格遵守感觉集中训练原则和目的，必要时还需调整治疗方案。

　　（1）原则（principles）：感觉集中训练首先和最重要的原则，就是帮助患者或夫妻更好地感知或关注性行为过程中感觉而非表现或结果，由此，达到"感觉集中"的效果。采用这种方法，患者或夫妻学会追求那些能够立即实现的事情（如享受身体接触），而不是遥不可及的目标（如勃起、性高潮和可控射精），从而达到降低焦虑的作用。否则，只会徒增"失败"概率，显得更加难堪。对某些患者而言，我们发现，可将这一原则量化为"关注当下"，或"关心此情此景"，或"享受过程而不是计较结果"，或类似比喻，有很大帮助。最近，我们发现越来越多的患者听说或有过正念冥想的经验，我们可运用这种理念解释感觉集中训练。总之，大多数患者最终能够理解这一概念。

　　第二，感觉集中训练涉及一套结构化和灵活的治疗方法。这种系统化体现在，患者可在正确指导下尝试性亲密。由此，患者/伴侣会对自己及两性关系重拾信心。某种意义上，尽管训练是结构化的，但夫妻能够明确他们的期望值所在,以一种灵活方式适用于任何夫妻特殊情况的治疗。关键问题是,作为治疗师,必须适当调整治疗方案,满足患者的特殊需求。

第三,感觉集中训练多采用一种渐进改变方式。也就是说,改变是循序渐进而不是立竿见影的。理论上,可将一种复杂性行为分解为逐步完成的方式,如同"操作性塑形"(operant shaping)一样。因为,每位患者均可通过适度但可及的"成功"方式,获得个人成就感或自我实现的感觉(Bandura,1997)。这也可理解为,当将降低个人焦虑作为当前目标时,就可起到一种"体内脱敏"(in vivo desensitization)的作用。

一个渐进成功的例子,就是患者在早期治疗时停止一切性交活动,重新学习如何亲热和享受快乐等"基本要素"。这些"基本要素",尤其适用于个人性兴趣和性唤起水平的提高,但对长期婚姻关系中的夫妻,可能效果不明显。对某些患者而言,数周或数月的性演练中,夫妻被要求一直不能性交!因此,某些人可能对这种渐进方式不感兴趣,觉得它似乎改变缓慢,特别是对当今强调速度的社会文化来说,互联网上、厨房微波炉里,以及"瞬间一切"的模式,司空见惯。因此,在解释渐进方式的重要性时,必须特别耐心。

第四,感觉集中训练和家庭练习,需要在一个分享和无威胁感的环境下完成。作为治疗师,我们还需听取夫妻双方的意见,确保上述练习是以一种无威胁感的方式进行的。

总之,着手治疗时,我们必须重视感觉集中训练的各项原则。以下程序和其他资源,不能按照简单的菜谱方式,而应作为一种启发性指南去遵循,只要它与以上提出的原则不违背即可。

(2)程序(procedures):感觉集中训练的实际操作程序,即鼓励伴侣以渐进和无威胁感的方式亲密接触,包括身体和情感方面。其中,还包括"家庭作业"的完成,即鼓励夫妻参与"性"相关练习,达到持续强化性,必要时讨论练习效果及其引发的情感与其他问题。

如何完成家庭作业,治疗师需要给出明确指导,要求夫妻在治疗后继续练习,并在每阶段末回顾分析和调整家庭作业。通常,家庭作业可分为4个步骤,按序列方式逐一完成(但并非绝对)。每一步骤完成及投入的时间,取决于治疗师的临床判断。

第一步,是在伴侣双方穿着舒适的情况下,进行"非生殖器愉悦"(nongenital pleasuring)的训练(如身体接触)。例如,背部按摩或握手,就是一种最不具性暗示的行为。当然,在夫妻家庭实践前,我们应讨论治疗的具体内容,如衣服穿着多少、行为类型、谁先主动和疗程长短与频率等。身体接触,伴侣应该采取双方接受的方式。

治疗过程中,有些夫妻也许会感到进展缓慢,且不直奔主题(至少是),我们需在治疗之初强调,为实现最终目标,必要过程必不可少,以及当前练习目标是关注彼此感觉而非表现结果。必要时,还要告知夫妻治疗的原理,包括结构与非结构化方法、频率、潜在干扰因素和预期出现的问题。

有时候,尽管我们自认为对感觉集中训练的非表现结果要求十分清晰,有些患者仍不理解! 因此,我们必须尽可能做到特别明确,并提醒患者:"下次治疗时,我不会问及阴茎勃起或性高潮的情况,而是询问你感知和给予对方快乐的能力,如何享乐性爱过程。"之所以反复强调这一点,是因为大多数夫妻往往以表现结果论成败(如关注勃起和高潮)。除非不再受到这种观点的左右,他们仍将在感觉集中训练中坚持过去的以表现结果为导向的标准。此时,我们可向患者或夫妻介绍表现性焦虑的概念,包括"全或无"的想法(如性 = 性交)和其他干扰快乐性行为的因素。只有伴侣完全理解这一概念,知晓表现性焦虑的干扰作用,才能够认识到思维和行为上转变的重要性,感觉集中训练得以顺利完成。

第二步,再将注意力转移至"生殖器愉悦"(genital pleasuring)方面。这一治疗阶段,我们鼓励伴侣将温柔抚摸延伸至生殖器及乳房部位,并以愉悦方式相互抚摸。与之前一样,仍告诫夫妻不要把注意力过度集中在与表现相关的目标上(如勃起和高潮)。感觉集中训练结束时,我们还需回顾分析各种促进或阻碍目标实现的因素。通常,我们将以一种无偏见方式与患者探讨可能存在的问题。这样,他们会对自己的进展有掌控感,而不是课堂里的学生。

一旦夫妻对生殖器抚摸感到舒适并准备恢复性交时,我们仍有必要强调,性交不能如同以前一样"一蹴而就",而应采取一种分步完成的方式。鼓励夫妻首先尝试"非抽动式插入",性接纳伴侣(如异性恋女性),允许阴茎插入并控制练习的各个方面,如阴茎插入深度和时间。此外,我们还鼓励夫妻采取一种灵活多变的方式进行性交,不要总以一种"全或无"的观点看待性活动。

感觉集中训练中的常见问题,是治疗师对禁止性交的条例生搬硬套,以至于个人在性交过程中情感消失、随意感殆尽,并导致不必要的挫折感和不断增加的抵触情绪(Lipsius,1987)。在告知感觉集中训练中性交要求禁令时,我们时常与夫妻探讨它的优缺点,指出现在的禁止,是为了以后的更好发挥。很大程度上,夫妻是否存在遵从禁令方面的压力,取决于医师的临床技能。

我们认为,出现以下情况时可考虑停止性交:① 夫妻因"性表现"而感到压力巨大。② 存在许多以表现结果为导向的想法。③ 夫妻仍然逃避所有身体接触。另一方面,那些对性关系的要求不太苛刻或情感反应不太强烈的夫妻,可从感觉集中训练目的的一般性了解中受益,并以更放松心态对待性交禁令。

感觉集中训练的最后一步,是阴茎插入和性交。同样,我们会鼓励性接受伴侣性交时既要主动,又要缓慢和渐进。同时,更多关注与感觉相关事件,而不是一味地担心性高潮。此外,还建议夫妻采用不同体位的性交方式,而不是之前一成不变的方法。概念上,我们应将性交视为一种选择方式,而非终极目标。

(3)隐患(pitfalls):遗憾的是,感觉集中训练时常被夫妻错误理解和不当运用。许多时候,他们报告,尽管治疗时尝试"禁欲"或"仅仅抚摸"方法,却未见明显效果。最近,一对夫妻因勃起功能障碍而接受治疗。当问及既往治疗情况时,男性解释,他们此前曾参加过类似"性治疗",尝试感觉集中训练。采用的治疗方式,是"2周内停止性生活"。但是,夫妻对治疗目的或行为准则却不甚理解,因不满意而退出治疗。

各种感觉集中训练不当运用的情况,屡见不鲜。表面上看,尽管这一训练程序简单、策略有效,但很容易出现理解错误和运用不当。治疗师最常见错误,是不认真解释训练细节、不让夫妻自行抉择,导致患者依从性差;第二个常见错误,是治疗师将患者表现作为治疗评判的一部分(如下一步治疗是刺激伴侣生殖器以达到性高潮)。这一要求,只能徒增他们的表现性焦虑,特别是那些情感十分脆弱的人。为避免患者过度焦虑,我们最好这样陈述:"目前为止,在与伴侣相互刺激过程中,你们的感觉集中训练表现很好。现在,包括生殖器抚摸在内的练习已完成,下一步你们觉得应该干什么?"这种允许夫妻主动选择的方式,有助于降低"性"压力或挫折感。另一治疗师易犯的错误,是在夫妻依从性较差或遇到困难时过早终止感觉集中训练。提前终止练习,只会加重患者逃避性生活。终究,夫妻遇到困难时,治疗师应当与他们一起讨论、分析,解决治疗过程中出现的各种问题。通常,仅在夫妻的"非依从性"时间超过3周时,我们才考虑改变治疗计划。

进入"家庭作业"阶段时,还可能出现另一错误。此时,在"自然和无结构"与"机械和结构化"方式之间,很容易产生冲突。多数情况下,夫妻和个人倾向于以一种"自然和无结构"的方式完成他们的家庭作业,即治疗师交代治疗程序要求的准则和原理,细节规划则交由夫妻决定,如"实践"频率和时间等。通常,治疗师本能地认为,感觉集中训练是治疗首选策略,即使夫妻中断治疗,仍需重新继续! 但是,由于夫妻性逃避"非一日之寒",我们不能在个人或夫妻焦虑水平很高时开始治疗。因此,介绍家庭作业时,我们必须详细解释结构与无结构策略的优缺点。这样,夫妻能够自行选择一种策略,我们也能更好地了解患者的依从性。有时,患者在"尝试"某一策略且经历失败后,时常倾向选择另一种治疗方式。除了讨论结构与无结构的理论问题,治疗师还应注意治疗过程中可能出现的现实问题,如一起居住的儿童或其他家庭成员、工作计划、医疗问题和旅行计划,等等。一旦发现潜在问题,应随即拟定解决方法并决定家庭作业的细节。

（4）优点(benefits)：感觉集中训练优点众多。随着新的性互动方式的不断尝试,新的性行为模式逐渐被伴侣掌握。一些接诊的夫妻,他们的性互动方式非常贫乏,性活动中经常无任何爱抚行为,仅在亲吻后就立即性交。我们发现,许多夫妻甚至将"前戏"视为"孩子们做的事"。对于这些夫妻而言,感觉集中训练实际上为他们提供了一次结构化的学习机会,以便更好改变那些限制他们性快感、引导各种性问题的陋习。

感觉集中训练,亦可帮助患者转变对伴侣的看法。一个经常遇到的问题,就是许多男性将性交和性高潮视为唯一目的。异性恋夫妻中,女性伴侣可能将自己视为伴侣愉悦的对象,并非爱恋的伴侣。感觉集中训练,可帮助伴侣以相互爱慕的方式关注彼此,而不是性玩具或性唤起的对象。

同时,感觉集中训练亦为个人提供了一次学习与伴侣沟通的机会,了解伴侣的性愉悦和性喜好。毫不稀奇,一些结婚多年的夫妻根本不知道他们伴侣的性喜好与厌恶。此时,感觉集中训练可被视为一种探索之旅。因为,感觉集中训练中出现的各种困难,还为医师提供了夫妻其他方面问题的重要信息。这些其他问题,虽不能通过感觉集中训练直接解决,但训练却让医师发现被忽视的忧虑心情。

（5）结论(concluding comments)：感觉集中训练被视为总体治疗的一部分,它本身不是一种完全意义上的治疗。感觉集中训练过程中,治疗师时常可解决个人或夫妻之间存在的沟通问题、性享乐错误态度和婚姻冲突,等等。因此,感觉集中训练是一种多效益兼备的治疗项目,已成为各种类型性功能障碍治疗中必不可少的一部分。

四、特定性功能障碍的具体诊疗方案

任何特定性功能障碍的心理-社会因素治疗,除生物医学方法外,还可能包括上述任何一种或所有的常见策略。本章中,我们将介绍更多用于某一特定性功能障碍的心理-社会因素治疗策略和信息(表 14 - 1~表 14 - 4)。

表 14 - 1　男、女性欲望功能障碍的可能病因与现有治疗

功 能 障 碍	可 能 病 因	现 有 治 疗
	男　　性	
男性性欲望低下(获得型/普通型)	**医学因素**	
	(1) 睾酮水平低下(各种原因)	(1) 睾酮替代(内分泌科、泌尿科医师)
	(2) 催乳素水平升高(垂体因素)	(2) 多巴胺激动剂
	(3) 药物副作用	(3) 药物调整
	(4) 医学疾病	(4) 医学治疗
	心理-社会因素	
	(1) 抑郁症	(1) 心理治疗
	(2) 担忧/焦虑症	(2) 心理治疗
	(3) 性创伤	(3) 创伤治疗
	(4) 表现性焦虑	(4) 感觉集中训练、性幻想训练等
男性性欲望低下(获得型/特异型)	**医学因素**	
	无	
	心理-社会因素	
	(1) 伴侣冲突	(1) 夫妻治疗
	(2) 表现性焦虑	(2) 感觉集中训练
	(3) 环境因素干扰	(3) 环境调整、性幻想训练等
男性性欲望低下(终身型/普通型)	**医学因素**	
	(1) 内分泌问题	(1) 医学治疗(内分泌科医师)
	(2) 其他慢性病	(2) 医学治疗
	(3) 遗传性疾病	(3) 无
	心理-社会因素	
	(1) 性创伤	(1) 创伤治疗
	(2) 负面性信息	(2) 教育指导、感觉集中训练、脱敏
	(3) 自信心低下或自我形象差	(3) 心理治疗、感觉集中训练、脱敏

续　表

功能障碍	可能病因	现有治疗
男性性欲望低下(终身型/特异型)	**医学因素** 无 **心理-社会因素** (1) 性取向困惑或性别不安 (2) 性创伤 (3) 负面性信息	 (1) 心理治疗/咨询 (2) 创伤治疗 (3) 教育指导、感觉集中训练、脱敏

女　　　性

功能障碍	可能病因	现有治疗
女性性欲望低下(获得型/普通型)	**医学因素** (1) 激素失衡 (2) 药物副作用 (3) 医学疾病 **心理-社会因素** (1) 抑郁症 (2) 担忧/焦虑症 (3) 性创伤	 (1) 激素治疗 (2) 药物调整 (3) 医学治疗 (1) 心理治疗 (2) 心理治疗 (3) 创伤治疗
女性性欲望低下(获得型/特异型)	**医学因素** 无 **心理-社会因素** (1) 伴侣冲突 (2) 环境因素干扰	 (1) 夫妻治疗 (2) 环境改变、性幻想训练等
女性性欲望低下(终身型/普通型)	**医学因素** (1) 慢性疾病 **心理-社会因素** (1) 性创伤 (2) 负面性信息 (3) 自信心低下或自我形象差	 (1) 医学治疗 (1) 创伤治疗 (2) 教育指导、感觉集中训练、脱敏 (3) 心理治疗、感觉集中训练、脱敏
女性性欲望低下(终身型/特异型)	**医学因素** 无 **心理-社会因素** (1) 性取向困惑或性别不安 (2) 性创伤 (3) 负面性信息	 (1) 心理治疗/咨询 (2) 创伤治疗 (3) 教育指导、感觉集中训练、脱敏

表 14-2　男、女性性唤起功能障碍的可能病因与现有治疗

功能障碍	可能病因	现有治疗
	男　性	
勃起功能障碍（获得型/普通型）	**医学因素** （1）糖尿病、神经系统与血管系统疾病 （2）睾酮水平低下 （3）催乳素水平升高 （4）其他疾患	（1）药物治疗、PDE-5 抑制剂、血管活性胶和注射、阴茎假体 （2）睾酮替代（泌尿外科、内分泌科） （3）多巴胺激动剂（内分泌科） （4）药物治疗（万艾可）
	心理-社会因素 （1）表现性焦虑 （2）抑郁症 （3）担忧/焦虑症 （4）性创伤	（1）感觉集中训练 （2）心理治疗 （3）心理治疗 （4）创伤治疗
勃起功能障碍（获得型/特异型）	**医学因素** 无 **心理-社会因素** （1）伴侣冲突 （2）性取向困惑或性别不安 （3）环境因素干扰	（1）创伤治疗、PDE-5 抑制剂 （2）心理治疗、咨询、感觉集中训练 （3）环境改变
勃起功能障碍（终身型/普通型）	**医学因素** （1）内分泌问题 （2）其他慢性疾病	（1）内分泌治疗 （2）药物治疗（万艾可）、阴茎假体、血管活性药物注射
	心理-社会因素 （1）明显心理障碍	（1）心理治疗
勃起功能障碍（终身型/特异型）	**医学因素** 无 **心理-社会因素** （1）性创伤 （2）性取向困惑或性别不安 （3）负面性信息	（1）创伤治疗、PDE-5 抑制剂 （2）心理治疗/咨询 （3）教育指导、感觉集中训练、脱敏
	女　性	
女性性唤起功能障碍（获得型/普通型）	**医学因素** （1）停经 （2）其他疾患	（1）激素替代治疗、润滑剂 （2）药物治疗

续　表

功能障碍	可能病因	现有治疗
	心理-社会因素 (1) 表现性焦虑 (2) 抑郁症 (3) 担忧/焦虑症	(1) 感觉集中训练 (2) 心理治疗 (3) 心理治疗
女性性唤起功能障碍（获得型/特异型）	**医学因素** 无 **心理-社会因素** (1) 伴侣冲突 (2) 环境因素干扰	 (1) 夫妻治疗、润滑剂 (2) 环境改变、润滑剂
女性性唤起功能障碍（终身型/普通型）	**医学因素** (1) 先天性内分泌问题 (2) 其他疾患 **心理-社会因素** (1) 性创伤 (2) 负面性信息	 (1) 内分泌治疗 (2) 药物治疗 (1) 创伤治疗 (2) 教育指导、感觉集中训练、脱敏
女性性唤起功能障碍（终身型/特异型）	**医学因素** 无 **心理-社会因素** (1) 性创伤 (2) 性取向困惑或性别不安 (3) 负面性信息	 (1) 创伤治疗 (2) 心理治疗/咨询 (3) 教育指导、感觉集中训练、脱敏

表 14-3　男、女性高潮功能障碍的可能病因与现有治疗

功能障碍	可能病因	现有治疗
延迟射精（获得型/普通型）	**医学因素** (1) 物质滥用 (2) 药物作用 (3) 其他疾患 **心理-社会因素** (1) 性创伤 (2) 性刺激不足 (3) 表现性焦虑 (4) 非特异心理问题	 (1) 物质滥用治疗 (2) 药物调整 (3) 药物治疗 (1) 创伤治疗 (2) 教育指导、润滑剂等 (3) 感觉集中训练 (4) 心理治疗

续　表

功能障碍	可 能 病 因	现 有 治 疗
延迟射精（获得型/特异型）	**医学因素** 无	
	心理-社会因素 （1）伴侣冲突 （2）伴侣技巧问题或技巧单一	（1）夫妻治疗 （2）教育指导
延迟射精（终身型/普通型）	**医学因素** （1）先天性医学疾病	（1）药物治疗
	心理-社会因素 （1）非特异心理问题 （2）性取向困惑或性别不安 （3）怪癖手淫方式	（1）心理治疗 （2）心理治疗/咨询 （3）手淫训练
延迟射精（获得型/特异型）	**医学因素** 无	
	心理-社会因素 （1）性创伤 （2）负面性信息 （3）性取向困惑或性别不安	（1）创伤治疗 （2）教育指导、感觉集中训练、脱敏 （3）心理治疗/咨询
过早射精（获得型/普通型）	**医学因素** （1）病因不明	（1）选择性血清素再摄取抑制剂、曲马多
	心理-社会因素 （1）表现性焦虑 （2）错误信息、技巧问题	（1）感觉集中训练 （2）教育指导
过早射精（获得型/特异型）	**医学因素** 无	
	心理-社会因素 （1）夫妻冲突 （2）表现性焦虑	（1）夫妻咨询、信息 （2）感觉集中训练
过早射精（终身型/普通型）	**医学因素** （1）遗传因素、病因不明	（1）选择性血清素再摄取抑制剂、曲马多
	心理-社会因素 （1）表现性焦虑 （2）错误信息、技巧欠缺	（1）感觉集中训练 （2）教育指导

功能障碍	可 能 病 因	现 有 治 疗
过早射精（终身型/特异型）	**医学因素** 无 **心理-社会因素** （1）表现性焦虑 （2）伴侣冲突 （3）错误信息、技巧欠缺	 （1）感觉集中训练 （2）教育指导、夫妻治疗 （3）教育指导
女性性高潮障碍（获得型/普通型）	**医学因素** （1）疾病过程 （2）物质滥用 （3）药物副作用 **心理-社会因素** （1）表现性焦虑 （2）性创伤 （3）抑郁症 （4）担忧/焦虑症	 （1）药物治疗 （2）物质滥用治疗 （3）药物调整 （1）感觉集中训练 （2）创伤治疗 （3）心理治疗 （4）心理治疗
女性性高潮障碍（获得型/特异型）	**医学因素** 无 **心理-社会因素** （1）伴侣冲突 （2）伴侣技巧欠缺 （3）环境因素干扰	 （1）夫妻治疗、信息、感觉集中训练 （2）教育指导 （3）环境调整
女性性高潮障碍（终身型/普通型）	**医学因素** （1）各种疾病 **心理-社会因素** （1）性创伤 （2）负面性信息 （3）技巧欠缺、经验缺乏	 （1）药物治疗 （1）创伤治疗 （2）教育指导、感觉集中训练、脱敏 （3）教育指导、手淫训练、震颤刺激
女性性高潮障碍（终身型/特异型）	**医学因素** 无 **心理-社会因素** （1）性创伤 （2）负面性信息	 （1）创伤治疗 （2）教育指导、信息、感觉集中训练、脱敏

表 14-4　男、女性交疼痛功能障碍的可能病因与现有治疗

功能障碍	可 能 病 因	现 有 治 疗
男　　　性		
男性性交疼痛 （获得型/普通 型）	**医学因素** （1）阴茎硬结症 （2）泌尿系统感染 （3）生殖器损伤 **心理-社会因素** （1）躯体化障碍、疑病症	（1）外科或药物治疗 （2）药物治疗 （3）泌尿外科 （1）心理治疗
男性性交疼痛 （获得型/特异 型）	**医学因素** 无 **心理-社会因素** （1）装病、逃避 （2）伴侣技巧	 （1）心理治疗 （2）教育指导
男性性交疼痛 （终身型/普通 型）	**医学因素** （1）先天性解剖异常（狭窄） **心理-社会因素** （1）躯体化障碍	（1）药物/手术治疗 （1）心理治疗
男性性交疼痛 （终身型/特异 型）	**医学因素** 无 **心理-社会因素** （1）躯体化障碍 （2）装病、逃避	 （1）心理治疗 （2）心理治疗
女　　　性		
女性性交疼痛 （获得型/普通 型）	**医学因素** （1）感染、性传播疾病 （2）子宫内膜异位症 （3）停经 （4）病变、肿瘤 **心理-社会因素** （1）性创伤 （2）广泛性焦虑症 （3）负面性信息 （4）疼痛恐惧	（1）药物治疗 （2）药物治疗 （3）激素替代治疗、润滑剂 （4）药物治疗 （1）创伤治疗 （2）心理治疗 （3）教育指导、感觉聚焦训练、脱敏 （4）感觉聚焦训练、阴道分级插入

续　表

功能障碍	可能病因	现有治疗
女性性交疼痛（获得型/特异型）	**医学因素** 无 **心理-社会因素** (1) 伴侣问题 (2) 性创伤 (3) 环境因素干扰	 (1) 夫妻治疗、感觉集中训练 (2) 创伤治疗、感觉集中训练 (3) 环境改变
女性性交疼痛（终身型/普通型）	**医学因素** (1) 先天性解剖异常 (2) 外阴疼痛 (3) 特发性身体化学、神经异常 **心理-社会因素** (1) 性创伤 (2) 躯体化障碍 (3) 负面性信息	 (1) 手术治疗 (2) 药物治疗 (3) 药物治疗 (1) 创伤治疗、感觉集中训练 (2) 心理治疗 (3) 教育指导、感觉集中训练、阴道分级插入
女性性交疼痛（终身型/特异型）	**医学因素** 无 **心理-社会因素** (1) 性创伤 (2) 负面性信息	 (1) 创伤治疗、感觉集中训练 (2) 教育指导、感觉集中训练、阴道分级插入
阴道痉挛（获得型/普通型）	**医学因素** (1) 病变、肿瘤、生殖器创伤 (2) 阴道疼痛后遗症 **心理-社会因素** (1) 性创伤 (2) 焦虑症 (3) 疼痛恐惧	 (1) 药物治疗 (2) 药物治疗 (1) 创伤治疗 (2) 教育指导、感觉集中训练、脱敏 (3) 感觉集中训练、阴道分级插入
阴道痉挛（获得型/特异型）	**医学因素** 无 **心理-社会因素** (1) 伴侣问题 (2) 性创伤 (3) 环境因素干扰	 (1) 夫妻治疗、感觉集中训练 (2) 创伤治疗、感觉集中训练 (3) 环境改变

功能障碍	可 能 病 因	现 有 治 疗
阴道痉挛（终身型/普通型）	**医学因素** （1）先天性解剖异常 （2）阴道疼痛后遗症	（1）手术治疗 （2）药物治疗
	心理-社会因素 （1）性创伤 （2）躯体化障碍 （3）负面性信息	（1）创伤治疗、感觉集中训练 （2）心理治疗 （3）教育指导、感觉集中训练、阴道分级插入
阴道痉挛（获得型/特异型）	**医学因素** 无	
	心理-社会因素 （1）性创伤 （2）负面性信息	（1）创伤治疗、感觉集中训练 （2）教育指导、感觉集中训练、阴道分级插入

1. 勃起功能障碍

上述提及的感觉集中训练，几乎可用于所有勃起功能障碍的治疗。这种训练之所以常规运用，是因为"表现性焦虑"在大多数勃起功能障碍中致病作用明显。罹患勃起功能障碍男性及其伴侣对概念的正确理解，关系到感觉集中训练的顺利完成。对异性恋夫妻而言，很有必要向女性伴侣解释为什么男性更容易受到表现性焦虑的影响。这是因为，性交过程中男性阴茎变化往往显而易见，男性及其伴侣对阴茎勃起程度也一目了然。这种阴茎变化的可视性和可察觉性，使得男性更容易对自己阴茎反应产生警觉和关注，导致性交时压力不由自主地形成。为帮助患者完全理解这一概念，我们时常通过睡眠、竞技能力和音乐表演等类比方式，进行解释。性活动中，如果男性更多担忧其表现结果，则更容易招致失败（如睡眠质量差、投篮不准或高尔夫挥杆落空，以及钢琴演奏时弹错键）。对于那些单身、伴侣不配合或袖手旁观的男性患者而言，更需要正确理解表现性焦虑的概念，必要时向其伴侣解释清楚。我们建议，单身男性选择一位自信、随和、灵活且易接受（如不苛刻）的女性伴侣，可能更合适。

某些勃起功能障碍病例中，一项重要的致病因素是缺乏足够的刺激。刺激的缺乏,除了环境因素的干扰,还可能源于男性本身和(或)伴侣技巧和方式的单一。爱情、责任感或义务,都不足以激发大多数男性的阴茎勃起,阴茎有效勃起必须建立在有效刺激基础之上。这种刺激,可来自内在性幻想,或是某一伴侣的行动和外表。与女性相比,男性对这种刺激的反应更强烈。长时间生活在一起,且性生活方式一成不变的夫妻,男性罹患勃起功能障碍和性欲望低下的概率更高。生活中,当一位男性吹嘘自己总是可以与其伴侣做爱,且从未遭到拒绝时,他实际上是在描述一种容易罹患性功能障碍的状况。性唤起和性兴趣,往往来源于性活动的新奇性、冒险性和不可预测性。

当然,这些因素总是与新的伴侣或外遇如影相随,使得某些人误以为性反应强度的差异是由于他们寻常伴侣性刺激缺乏的原因,未考虑到环境因素变化的作用。对于那些缺乏性唤起的夫妻而言,探索和寻找刺激的方法很有帮助。通常,我们会告知这些因素的重要性,并与个人或夫妻一起寻找一些行之有效且可被接受的方法。作为一名治疗师,我们应该谨慎地指出,即使某一方法可行,也可能因为这样或那样的原因而让人反感。我们发现,建议夫妻时常翻阅和探讨一些可用于提高"性新颖性"的图文并茂类图书,也许有一定帮助,如 Anne Hooper(2002)编写的《性爱维基百科》。这本书对于我们提高夫妻间性沟通技巧和酝酿新创意,有指导性作用。

勃起功能障碍的治疗过程中,我们应监测和关注是否存在干扰个人性想法、舒适感和良好伴侣关系的因素。患者必须认识到,"性"并非单纯性交,它可能涉及一系列更加宽泛的个人行为,通过对广义性定义的探讨帮助患者切勿以表现结果或标准看待自己的性行为。如同菜单一样,我们可将"性"想象为一次就餐,而你可根据自己的食欲和胃口选择一种适合自己的菜单。这种类比,对于扩展"性"定义、降低患者表现性焦虑有一定帮助。而且,不同场合和不同个人,我们的食欲和胃口也不可能千篇一律。有时,通过这种形象的比喻,可能达到意想不到的降低患者表现性焦虑的效果。

即使患者勃起功能障碍存在明显的生物医学因素,心理-社会因素的治疗仍不可忽视。消极、干扰性想法(特别是持久的),在许多勃起功能障碍病例中很常见。男性伴侣接受治疗时,我们还需重视他们对性功能障碍的看法。勃起功能障碍的男性,时常受到一些消极想法的困扰,伴侣也不例外。通常,同性恋和异性恋伴侣多会有以下想法:"我不再吸引人""他不再喜欢我""他肯定与其他女人有婚外情"和"他没有尝试过,不想与我做爱",等等。

因此，我们总是不厌其烦地询问伴侣，他或她认为勃起困难的原因是什么。着手任何干预性治疗前，消除所有可能存在的偏信和误解非常重要。因为，如果偏信和误解不除，就会再次出现，干扰治疗进展。

2. 女性性高潮功能障碍

心理上，女性性高潮功能障碍（FOD）与男性勃起功能障碍的体验，十分相似。两种病情下，不论原发病因如何，表现性焦虑的致病作用都很明显。如同勃起功能障碍一样，对性行为表现结果的担忧，不可避免地干扰了个人的性交及其健康功能。越是渴望成功，不论是勃起功能障碍还是性高潮障碍，他或她达到目标的概率就越低。

作为一种令人挫败的功能障碍，FOD往往导致患者选择完全逃避性生活的方式。由于与表现性焦虑的关系密切，我们时常采用感觉集中训练，帮助患者抵御各种分心和干扰的想法。同时，愉悦心情下的指导性手淫（directed masturbation，DM）也有一定帮助，特别是那些原发性高潮缺失患者。指导性手淫的有效性，源于对性高潮准确信息的把握和自我探索与自我愉悦。与其他功能障碍相同，我们必须详细评估性高潮的缺失是否一直存在（终身或获得性）或仅与当前某一问题或病情有关（普遍或境遇的）。

《达到性高潮》一书，详细阐述了如何帮助女性学习手淫和达到性高潮（Heiman和LoPiccolo，1988），是一本广受赞誉的早期图书，如今仍广为传用，为我们提供了非常有益的信息和十分有效的解决方法。研究人员指出，指导性手淫对于原发性FOD的疗效明显（Graham，2014；Heiman，2002；TerKuile等，2012）。

我们发现，许多情况下，FOD与个人或伴侣对性（总体上）的消极情感有关。对某些女性而言，这种消极情感可能就是性高潮过程中力不从心、不能掌控或对个人脆弱性的恐惧感。根据经验，女性性高潮困难极少仅是由于个人性交技术不足的问题。为了更好地利用指导性手淫技术，我们应首先详细探索与女性性高潮障碍有关的消极情感和态度。如果事先未认真评估女性及其伴侣对问题性质的看法和手淫的接受态度而仓促提出指导性手淫的治疗方式，可能是一种治疗上的失策。一旦确定夫妻双方确实存在消极情感并理解手淫治疗方式，我们就需要解释性高潮的生理机制，并启动指导性手淫的治疗。

此外，我们还需了解女性性高潮的期望值是否具有现实性。同时，告知她们性高潮是一种由弱至强的连续过程，口交、手淫和震动按摩器的使用均有利于达到性高潮。一些女性期望每次性交都达到一种刻骨铭心的体验，认为轻度的节律性收缩"不是真的性高潮"。因此，解释性高潮的正常体验，有助于女性正确看待性反应并缓解忧虑心情。

3. 延迟射精

Perelman（2014）指出，延迟射精的发病率低下（不超过性功能障碍病例的3%），但误诊率却较高。为确保正确诊断与治疗，我们必须做到详细访谈，认真梳理患者手淫、性幻想和伴侣性行为的具体情况。临床经验表明，延迟射精，常与患者怪癖的手淫习惯有关，与 Perelman 观察到的情况基本一致。通常，这种怪癖习惯表现为手淫速度、压力、强度或持续时间方面的异常，以及手淫方法或方式的异样，如摩擦枕头、向后弯曲阴茎并在肚子上来回移动、如同用棍子生火一样在两手之间搓动阴茎，或在拇指和两个示指之间挤压龟头，等等。我们接诊的患者，都曾经采用过上述任何一种风格的手淫。

对于那些由于怪癖手淫方式所致延迟射精的患者而言，我们需要解释，他们的身体已对这种手淫方式产生特殊的条件反应，而我们治疗的目的是让他们转变方式，更容易对伴侣性行为产生性反应，其中就包括如何运用阴茎冲程运动以及采用润滑剂的手淫方法。同时，我们还需告知患者，既往怪癖手淫方式必须停止，新手淫方式需要练习一段时间才能熟练并达到性高潮。某些情况下，一些延迟射精患者经历几个治疗阶段后便可快速见效，而其他患者则可能需要数月以上的努力才能成功。

其他延迟射精病例中，致病原因多由于伴侣性活动不及手淫条件下个人喜好的性幻想（Perelman，2014）或性刺激。这种情况下，治疗师最好鼓励患者将最具刺激的性幻想与伴侣性活动联系起来，达到最有效唤起伴侣性兴趣的目的。但是，有些男性感到借用其他伴侣或恋物行为中的性幻想，是对当前伴侣的欺骗，因而需要与他们认真沟通并正确对待。当然，我们还应鼓励患者更好地与伴侣交流，了解哪些是最有效的性刺激方法和行为。需要注意的是，讨论过程中，男性应采用一种积极的沟通方式。例如，我们最好不要说"'前戏'时你的刺激不够"，而是"我喜欢你在'前戏'时刺激更长的时间"。

4. 过早（早期）射精

第五章中，我们详细讨论了 Waldinger（2008）描述的 4 种过早射精亚型。就终身过早射精类型而言，生物医学病因的可能性较大，药物学治疗方式的效果更明显。如果对过早射精病因的理解有误，我们有必要向患者及其伴侣提供正确和规范化的信息。通常，伴侣对过早射精的抱怨，常源于对"性"的误解和受到性关系问题"假象"的迷惑。常见误解包括对射精前阴茎抽动时间不切实际的期望值，以及认为一旦射精出现性活动也随之终结的想法。

　　针对许多过早射精患者，我们时常直接问道："你为什么性交?"之所以这样问，是因为我们想让他们说出做爱的期望和目标。一番思考后，大多数男性都会说出这种或那种的理由。"享受快乐"或"因为感觉好"，可能是最常见的回答。我们认为，人类因为各种理由而做爱——体验快乐、表达爱和情感、争吵后和解、抚养孩子、让自己感觉更好、愉悦伴侣及证明自己有魅力，等等。而且，这种理由也可能因场合而异。此类话题的一般讨论，是为了强化患者对"性"快乐或愉悦意义的印象，由此认识到，我们做爱的所有理由中，很少是由阴茎插入至性高潮时间的长短决定的。而且，某一男子性交"持续"时间，只是整个性互动过程的一部分。事实上，对这一问题的提出和反复讨论的初衷，是为了鼓励夫妻将更多注意力放在总体性愉悦上，而不是仅仅局限于性高潮。我们甚至鼓励伴侣，即使射精以后，亦可继续性交。不过，我们随即补充道，尽管这种技术可令夫妻更多地关注性愉悦而非性高潮，但不利于"安全性交"。因为，当男子射精以后继续插入时，避孕套可能因阴茎勃起的部分消退而脱落。因此，对于性交时使用避孕套避孕的男子而言，最好选择其他方法。

　　我们在此反复讨论上述目标和技术，是帮助患者排解射精时间上的压力，强调总体性互动的重要性，从而改善夫妻关系。

　　此外，另一些经常被提及的问题是："你认为什么原因导致过早射精?"与其他所有性功能障碍一样，我们需深入探索每位伴侣对性功能障碍的看法。某些过早射精病例中，女性伴侣可能因为她们的性要求得不到满足而抱怨。这些女性总认为，男性应更能够控制他们的射精时间，将男性伴侣的这种"匆忙"理解为心不在焉或不体谅人，等等。然而，我们尚未真正发现一位男性患者可熟练地控制自己的射精时间，以至于他能够通过有意的快速性高潮来伤害伴侣的情感。相反，大多数寻求治疗的过早射精男性，非常期望通过延长射精时间来取悦伴侣，常常由于不能控制射精而倍感痛苦和困惑。

　　有时候，对过早射精的过度关注，可能分散我们对某些深层问题的注意力。例如，如果过早射精的根本原因是痛苦的两性关系，改善夫妻之间关系的治疗方式即可达到降低对过早射精的焦虑心情。当夫妻之间不存在任何性误会以及不和谐的性关系时,便可考虑其他行为策略。异性恋夫妻中,我们可将注意力重点放在阴茎插入前、后女性伴侣的性高潮体验上。同时,还可建议男性尝试多次性交性高潮的方式。因此,如果某位男性快速射精,我们可将其视为一次更长性经历中的首次愉悦体验,不排除多次性交和性高潮的可能性。即使由于男性性高潮后不应期的影响,根据年龄的不同,大多数男子仍可达到第二次甚至是第三次阴茎勃起。年长男性由于性反应不应期较长,再次勃起的可能性更低。

5. 女性性兴趣/性唤起功能障碍

终身和普通型女性性兴趣/性唤起功能障碍(FSIAD)的形成,与慢性抑郁、社会文化/信仰因素和既往与性有关的负面信息和经历有密切关系。当抑郁症是 FSIAD 的根本病因时,药物学和认知行为治疗的效果明显。社会文化/信仰因素是 FSIAD 的主要原因时,以不诋毁或冒犯个人信仰为前提的治疗方式较敏感。某些情况下,治疗师可利用个人的宗教信仰,制订一种既可接受又能提高疗效的策略。

存在明显导致 FSIAD 的消极想法和观点时,Brotto 和 Luria(2014)提出以下策略:① 采用认知行为干预方式对抗女性的消极情感。② 采用正念减压为主的方法,将女性的注意力集中在当下发生事件,并以一种认可、无偏见和富有同情心的方式,积极感知自身变化。

当长期消极态度和经验不足是女性性欲望低下的主要原因时,治疗的重点放在解决重要背景因素的负面影响作用上,消除 FSIAD 的致病因素。通常,仅知晓这一情况几乎难以促成任何积极的改变,只有在正确的性想法和经验形成后方可引导女性性兴趣的提高。

当 FSIAD 仅与当前伴侣或环境有关时,治疗目的可能较为容易。首先,我们解决与当前伴侣或环境有关的问题,随后,性兴趣的复燃指日可待。

6. 男性性欲望低下功能障碍

男性性欲望低下功能障碍(HSDD),常常由于性腺功能低下或其他生物医学因素影响所致。在排除了生物医学因素的情况下,许多可对女性性兴趣/性唤起功能障碍(FSIAD)产生影响的心理-社会因素也不容忽视。抑郁症、社会文化/宗教因素、过去的性创伤或负面信息等都可能导致男性性欲望低下。这种情况下,我们可采用与 FSIAD 相似的治疗策略。此外,我们发现,勃起功能障碍患者,也时常存在性欲望低下的情况,并逃避性刺激。而且,某些男性一旦遭受勃起功能障碍的折磨，将会不惜一切代价逃避性活动和性刺激。其实，他们的想法非常简单："当性只会给自己带来失望和羞辱时，我为什么还要去想它呢？"接触性刺激或性活动，只会提醒他们已经雄风不再或无能为力了。当性欲望低下男性有勃起功能障碍史时，我们亦要评估和治疗他们的勃起功能障碍。

有时，男性的性欲望低下，还可能与他们隐藏或压抑的性欲望有关（Meana和Steiner，2014）。寻求HSDD治疗的患者经常吐露，他们对伴侣性行为已无任何欲望可言，但在某种刺激方式中，性欲望却可以得到释放。例如，某一案例中，一位75岁的男性主诉自己HSDD。详细评估后，我们发现男性的睾酮水平正常，亦未服用任何药物，也不存在任何医学风险。患者陈述，自己从未结婚，也从未交往过任何女朋友。虽仅对女性而非男性感兴趣，却从未与女性有过任何性经验。通过接触，我们了解到，患者在21岁时有过一次性经验。但是，由于极度紧张，阴茎不能勃起，女性伴侣非常失望，用讽刺的言语羞辱他。经过此次性经历的打击，他不敢尝试与女性发生浪漫关系。

但是，男性发现，自己幻想女性被捆绑时能够激发性唤起，因而一直采用这种性幻想方式自慰。我们治疗方案并非针对患者HSDD，而是从长计议，降低患者的性和社交焦虑症，增加自信心，以及学习与女性社交的技能。

此外，性欲望压抑时，男性也会表现出HSDD症状。许多寻求治疗的男性患者，虽然选择与一位女异性恋结婚，却与其他男性有着地下情或手淫时幻想与男性发生性关系的经历。例如，Lew是一位55岁的专业人士，主诉HSDD。Lew与妻子结婚30年并抚养两个儿子，但夫妻之间已有10年时间未同房。Lew介绍道，他们夫妻关系不和睦，时常因为缺乏性生活而争吵。尽管Lew与妻子都不承认自己是"瘾君子"，但他们每人每晚都会喝很多酒，争吵也司空见惯。第二天早上，他们又和好如初、奔赴工作岗位，完成各自工作。

Lew的妻子认为，HSDD是丈夫的问题而拒绝参加治疗，因而Lew总是一个人前来治疗。Lew承认，他对妻子已没有任何性欲望。治疗期间，夫妻停止饮酒1周，不再争吵。但是，Lew诉说，不论饮酒与否，即使与妻子单独相处，仍无任何性欲望可言。6个疗程后，Lew透露手淫时仍幻想与男性发生性关系。每次旅行，他都购买同性恋的杂志和手淫。但他否认与任何男性有过性接触，也从不认为自己是同性恋。尽管觉得女性有魅力，但手淫时总是幻想与男性相关的性活动。他承认，对妻子从未有过强烈的性欲望，当他逃避性活动时,夫妻之间的争吵愈演愈烈。

由于对妻子已无性欲望,对其他女性的性欲望也甚微,Lew 表现出 HSDD 的症状。但是,Lew 从未承认自己是同性恋,只是性欲望低下而已,因而寻求治疗以提高自己的性欲望。其实,Lew 的性欲望低下就是一个性取向问题,只是他无法接受被相同性别性吸引的事实。

最后,诊治 HSDD 时,我们需要考虑男子是性欲望低下还是一个无性恋者。无性恋者,即对任何人或任何事物丧失性兴趣,因而没有任何性取向。一个无性恋者,感受不到任何性欲望。Yule 等(2014)认为,人群中无性恋的发病率约为 1%,现已找到这种表现的可能生物学标记。寻求 HSDD 的治疗患者中极少数是无性恋者,鉴别诊断就是他们不论压力或焦虑与否,都表现出性欲望缺失(Brotto 等,2010)。因此,如果将无性恋归类为 HSDD 的一个变种,是不正确的。

7. 生殖道-盆腔疼痛/插入功能障碍

与性活动有关生殖器疼痛,是由一系列复杂生物医学和心理-社会因素引起的疾患,需要经过多学科的全面评估和协调治疗。Bergeron 等(2014)强调了治疗性交疼痛功能障碍过程中多模式同步的重要性。除了医学和心理学的评估与治疗,物理疗法同样可发挥重要作用(Bergeron 等,2002;Gentilcore 等,2010)。物理治疗师能为患者提供行之有效的治疗方式,传授与女性盆底肌肉功能相关的知识。物理治疗,包括肌电生物反馈治疗以及分级手动阴道插入训练。

此外,性交疼痛时患者常表现出对自己乃至对"性"的一种消极想法,这也是我们需要重视并及时解决的。目前,专家发现,认知行为疗法中认知重建及疼痛管理策略,对终身型阴道痉挛在内的女性生殖器疼痛,治疗效果明确(Beregeron 等,2014;van Lankveld 等,2006)。

五、夫 妻 治 疗

夫妻治疗过程中,我们时常发现,患者对他或她伴侣(性功能正常)性动机的认知,并非都是性欲望的问题,而伴侣对患者性功能障碍的失望,更多的是因为自己的性欲望得不到满足。并且,由于需求问题、被拒绝感、对性吸引力和性欲望的担忧,以及性别认同方面的疑虑,性功能障碍的伴侣总是表现出一种消极情感。这些都是我们治疗中必须明确和需要解决的心理问题,对于降低患者的表现性焦虑非常重要。通常,感觉集中训练有助于持续和全面解决这类心理因素的影响。

案例	夫妻治疗

　　最近,我们遇到一个案例。Peter,一位 74 岁已婚男性,主诉勃起功能障碍和性欲望低下功能障碍。患者告知,与 70 岁妻子 Evelyn(二婚)已结婚 30 年。Peter 是一位虔诚教徒,由于第一任妻子的原因从未参加教堂洗礼,未曾领受圣体并忠于自己信仰。与 Evelyn 结婚 10 年期间,尽管夫妻性生活十分活跃,Peter 非常渴望参加教堂洗礼,寻求神父帮助。神父告知,如果不与妻子发生性关系,便可全身心投入教会活动。Peter 毅然决然,在神父建议下突然停止自己的夫妻性生活,并从未告诉 Evelyn 任何原因。随后 20 年间,Peter 不再与 Evelyn 亲热,无性生活,妻子变得异常愤怒、心灰意冷、懊恼和迷惑不解。由于争吵和压力,Peter 最终选择与初婚大女儿待在一起。随后,大女儿电话告诉了 Evelyn 事情原委,Peter 也时常因此而十分苦恼。与妻子和好后,Peter 去找另一位神父咨询,神父告诉他,性生活与全身心参加教堂活动之间并不矛盾。此时,尽管余愤未消,Evelyn 仍然表现出对性的渴望。现在,Peter 非常内疚和懊悔,感受到伴侣的强烈性欲望,自己对性生活也有迫切的要求。寻求治疗时,Peter 表示愿尽一切努力恢复与妻子的正常性生活,满足妻子的性需求。但是,由于如今年龄对勃起能力的影响,Peter 感到有些力不从心。尽管如此,他准备接受任何医学治疗以恢复阴茎勃起功能,弥补失去的光阴。由于心理上的伤害,Evelyn 并不是非常迫切地想要达成这一愿望,她只想证明自己仍有魅力,婚姻没有虚度,女人味完好无损。从这种意义上而言,Peter 的言语慰藉和亲密身体接触,可能比坚硬的阴茎勃起显得更有意义。

　　这一案例提醒我们,虽然性治疗师对影响性功能障碍的心理因素非常熟悉,但对患者而言,可能需要花费更多时间去理解。治疗中,我们发现夫妻间缺乏沟通,对性抱有各种错误观点的现象屡见不鲜。因此,性治疗师不能片面地看待夫妻的不正常表现,而要在总体上梳理他们之间的相互关系和既往史,以便准确评估和精准治疗。

六、个 人 治 疗

　　对于那些准备治疗却无伴侣陪伴的患者而言,当前治疗仍要考虑他们未来性接触的可能。治疗的许多目标是帮助这些单身患者改进社交和性活动技能、选择合适性伴侣及扩展性知识。大多数单身患者,或是由于性挫败而受伤,或是因为害怕失败而逃避性生活。通过讨论,我们告知患者未来性活动中如何与伴侣性互动,如何获得奖励的性体验,由此找到一位灵活、通情达理的伴侣。此外,亦可通过性喜好和性幻想的角色扮演和演练,传授性行为策略以增进性愉悦和成就感。因此,夫妻治疗时所具备的优点,个人治疗中同样可以达到。

第四篇
其他重要议题
Other Important Concerns

本 书最后的章节，我们将与读者一起共同讨论性功能障碍评估与治疗过程中的其他重要议题。整个医学界，人们越来越担心，这么多的时间、金钱和精力都浪费在无效和伪科学的治疗上。性功能障碍治疗，也难逃"江湖游医""坑蒙拐骗"的厄运，以及它自身特有的一系列顽疾的困扰。

除了讨论性功能障碍的伪科学治疗，我们还为读者提供了性学领域专业发展的机遇。自本书第二版发行以来，人们对性功能障碍临床问题的兴趣在过去 14 年间与日俱增，现在专业培训机会比以往任何时候都要多。

第十五章

性功能障碍安慰剂效应与
非科学治疗

The Placebo Effect and Nonscientific
Treatment of Sexual Dysfunction

在性功能障碍临床治疗讨论即将结束之际，我们觉得有必要探讨一下我们当今生活的现状，以及充斥其中的一些毫无依据或科学支持的信念。现在，有关此类主题的图书层出不穷，如果读者感兴趣，不妨阅读其中一些优秀的图书，如 Bruce Hood(2010)的《迷信学》(*The Science of Superstition*)、Paul Offit(2013)的《你相信魔法吗?》(*Do You Believe in Magic?*)和《替代医疗的意义与荒谬》(*The Sense and Nonsense of Alternative Medicine*)，以及 Robert Park(2008)的《迷信:科学时代的信仰》(*Superstition: Belief in the Age of Science*)。

人类历史中，附庸于医学的伪科学已有数百年之久，最著名的是 1796 年 Samuel Hahnemann 创立的顺势疗法(homeopathy)。Samuel Hahnemann 认为，药物治疗应诱导与正在治疗疾病相同的症状。也就是说，如果呕吐疾病被治疗，治疗呕吐的药物应诱导呕吐症状(Offit, 2013)。不仅如此，顺势疗法药物应逐渐稀释至其活性成分不再发挥作用的程度，但它曾经具有的"精髓"仍然保留。尽管这种想法没有任何科学和理论根据，但如今顺势疗法依然广泛流传，每年花在这些药物上的费用高达数百万美元。

由此，许多其他未经测试药物和草药被广泛用于各种疾病的治疗。但是，任何未经测试药物都可对人体造成潜在的危害:

(1) 给需要帮助的人以虚假希望。

(2) 使得亟须帮助的患者丧失有效治疗疾病的宝贵时间，不能进行有效、合理的治疗。

(3) 将金钱浪费在无效治疗上。

（4）某些药物实际上可能对人体有害。

此外，由于草药和其他替代治疗不受管制，其成分可能产生毒性反应或导致感染性疾病。例如，一种用于治疗肿瘤的替代药物——雷公藤，即可导致患者氰化物中毒（Offit，2013）。

一、为什么人们轻易相信未经
证实的医学治疗

许多原因导致人们（特别是那些急于治愈其疾患的人）去求助一些无实践检验的治疗，具体包括以下几点。

1. 缺乏科学知识

科学方法自有其精妙之处。不仅训练有素的科学家懂得，我们也知道正确研究需建立在各种变量有效控制的基础上，以便其结论能够被普遍接受。常见的安慰剂效应、时间过程、主观偏差、研究者偏差和样本偏差，以及一些对照研究与观察研究、案例研究与证明之间的差异，都是临床工作中必须考虑到的。遗憾的是，公众并不知道这些差异的意义，对如何进行有效、可靠的研究也是知之甚少。事实上，公众眼中，研究人员如何利用"随机、安慰剂对照、交叉实验模式"得出科学结论的影响力，可能还不及某位"名人"公开吹嘘他或她如何运用草药治疗肿瘤或饮食治愈自闭症的分量。由于缺乏科学知识，普通人往往不能辨别达到有效治疗所需要的科学论证。

2. 迷信行为

Skinner（1947）观察到，如果鸽子被随机地给予食物强化训练，它们将养成某些固定的行为模式，如单脚站立、旋转、啄食和拍打翅膀。这可能就是一种"迷信"行为，因为鸽子的行为对食物发放并无实际影响，但其固定行为却持续下来。这一现象，可解释为什么某种行为会受到"不定时间（variable interval，VI）模式强化"的控制。虽然强化是在鸽子执行某一行为时随机施加的，但却起到增大行为重复概率的效应。随着行为的持续出现，它得到再次强化（随机）和进一步增强。

人类，也容易受到这种迷信行为的蛊惑。如果一个人相信他或她的行动将产生某种后果，那么当这一后果发生时（不论什么时候），个人的信念也随即增强。例如，如果我相信佩戴兔脚能够带来好运，那么未来某天我赢得某个奖

励时会将奖励赢取归功于兔脚的佩戴。同样,如果我相信维生素 C 能够治愈感冒,则会服用维生素 C,并将任何时候感冒好转归功于维生素 C 的服用。

3.认知失调

当一个人抱有两种或以上相互矛盾的信念时,则称为认知失调(Festinger,1962)。为了减少矛盾信念的困扰,个人必须为自己所作所为找到正当理由,或者改变信念。例如,我们曾经遇到一位患者花费数千元聆听一个励志演说家演讲如何降低生活压力。结果,患者宁愿说"这是我花得最值的一次钱",也不愿承认自己浪费了金钱(有可能导致他更加焦虑)。虽然患者记不清自己学到了什么或焦虑是如何减轻的,但他仍相信物有所值。当患者把金钱和精力花在毫无科学根据的药物和治疗上面时,经常会有这样的想法。

4.文化、宗教和社会影响

在互联网上搜索"文化迷信",我们将发现数以千计的文化特异迷信案例。虽然大多数例子对某种特定文化或其他国家的人而言看似奇怪和好笑,但对文化圈之内的人来说却可能有意义,而且将指导他们的日常行为和医疗决策。当这种迷信是由某一宗教领袖倡导时,信念的实践付诸可能更有蛊惑力。我们都听闻,一些父母为了期望神灵干预而拒绝为其即将死亡的孩子进行药物治疗的悲剧。这些例子充分说明了文化适应能力在选择治疗方式上的重要性。

二、性功能障碍的非科学治疗

不论是我们还是其他治疗男、女性功能障碍的从业人员都清楚地知道,性功能障碍是一种令人沮丧的疾患。性功能障碍的经历可能导致患者抑郁甚至自杀,对夫妻关系也是灾难性的。通常,寻求治疗的男、女患者会心急如焚,为治疗性功能异常他们似乎愿意倾其所有。这种体现在性功能障碍患者中的绝望心情,使得大多数患者容易受到任何事物或任何承诺治愈疾患的人之蛊惑,为强有力的安慰剂效应奠定了基础。下面,我们解读一下某些写信给顺势疗法网站寻求性帮助男性患者的绝望心情与错误信念。

"先生你好,我是一位手淫习惯不良的 30 岁男人。现在,我发现性交时阴茎勃起困难,经常过早射精而不能令伴侣满意,生活也变得越来越糟糕。恳请您告知一些能帮助我摆脱困境的药物。"

　　"先生,我是一位 26 岁男性,最近出现勃起功能异常。主要表现在兴奋时阴茎不能坚硬勃起并在 1 分钟内迅速疲软。请为我推荐某种能够治愈它的药物。"

　　事实上,一些早期针对万艾可的对照研究指出,安慰剂效应的效度多在13%～24%(Buris 等,2001)。根据定义,安慰剂就是一种没有明显生理、化学效应的医学干预方式。然而,近 1/4 的男性服用一种"糖丸"后,亦出现了勃起功能恢复的情况。尽管万艾可治疗勃起功能障碍的阳性率达到 63%～82%,但我们却不容忽视安慰剂效应,勃起功能障碍的非科学性治疗仍占有一席之地。近 1/4 勃起功能障碍男性服用过一些替代药物,就充分说明了这一点。例如,一位患者写道:"我是 Jay,想谈谈 ViSwiss 的作用。这是我曾经服用的一种最好的非处方药。我每天早晚各服一粒。1 个月中 22～24 天,阴茎能够晨勃。如果我在性交前 30～35 分钟服用 2 粒,勃起效果明显。谢谢!"

　　虽然互联网上有关性功能障碍的产品和操作方法不计其数,并为各种想象得到的性功能异常的治疗带来了便利,但某些产品的障眼法是显而易见的。例如,有些药丸冠以运动名称"刀枪不入""坚如磐石"和"避雷针"等,而其他药物则以科学语言来表达,通过"专业"解剖图表解释血流、神经冲动、药物动力学和代谢作用。然而,这些药物普遍缺少的是备受同行尊重的学术期刊上发表的对照研究报道以证明其有效性。尽管如此,这些未经证实的药物产品仍然月以数百万美元的供应,以及许诺可成功治疗勃起功能障碍、过早射精、性欲望低下和阴茎短小等问题。其中,阴茎增大或延长术,就承诺能够通过各种机械装置(连接在阴茎上的重物和拉伸器)和操作方法及外科手术达到效果,进行广泛宣传。我们治疗的一位患者,就曾经选择阴茎延长术。遗憾的是,目前他的阴茎已经严重畸形,自己也患上抑郁症。事实上,没有任何一种得到证实的方法或药物,能够增加阴茎的长度或周径。

三、从业者如何对待虚妄性医学观点

　　之所以在本章中讨论虚妄性医学观点,原因之一是因为本专业内充斥着各种错误观点,抵御错误的医学观点势在必行。我们发现,许多患者将时间和金钱浪费在大量毫无意义的治疗上面,最后仍带着众多疑惑来到我们面前。充分了解这些错误治疗方法和产品,向患者解释科学方法与"江湖骗术"之间的区别,意义重大。为此,从业者必须以通俗易懂的方式耐心解释科学治疗的合理性。当然,如果患者感到某种未经证实的产品确有帮助,我们也不要盲目劝阻他们使用该产品,除非它的确有害。有时候,肯定和补充说明安慰剂效应,仍有一定的临床意义。最后,我们应该清楚认识到,"江湖骗术"之所以能够成功,是由于他们的"从业者"常常投入更多时间仔细倾听、满足患者的情感需求。这与医学领域内医务人员看似忙碌、实则漠不关心的态度,形成了鲜明的对比。

第十六章

专业培训与发展

Professional Training and Development

本章中,我们着重解决当前普遍存在的两个问题,即性功能障碍的临床培训与治疗问题。自本书第二版发行以来,性学领域内众多研究成果,激励、培育和完善了当今性功能障碍的专业培训与发展。其中,最引人注目的,当属美国金赛研究所卓越网站的建立(www.kinseyinstitute.org/resources/education.html♯Other)。金赛研究所,筹建了一个可在美国、加拿大和世界其他各地进行性学培训的详细科目。

除了金赛研究所,性科学研究学会(the Society for the Scientific Study of Sexuality,SSSS;www.sexscience.org),也为性学领域内教育、培训、专业网络的建立和学习指导提供了极佳的信息资源。有抱负的学员或新进专业人员,可浏览这些网站以便获得更多专业培训和发展机会。

一、未来培训与持续发展

目前,除了上述提及的网站,还有许多其他方式可进一步提高与性健康和性功能障碍相关的知识水平、磨炼临床技能。这里,我们对培训学员(学士后水平)和从业人员(已在各自学科获得最终学位的人员)提出了一些具体建议。当然,这些建议并非详尽无遗,寻求培训的人员还要在培训中发挥各自的创造性。

1. 正在培训学员

(1)寻找导师:对于大多数仍在培训的学员而言,我们建议,首先寻找专业学科内有所建树的高水平学者作为自己的导师,通过导师对科研和临床实践的持续监督、专业领域内最新发展(如各种拟定出版的图书)的知识灌输以及言传身教,达到稳固、有效发展的目的。学科内,选择一位资质优良的心理健康专业人士(擅长治疗性功能障碍的专家)进行监督,是一种明智的决定。

(2) 参加培训课程:不论导师指导与否,学员都必须参加有关人类性学的培训课程。如今,许多大学提供了各种线上课程机会,给我们带来了极大便利。当然,亦需谨防上当受骗,寻找有资质机构进行培训。需要强调的是,我们不能仅局限于本学科的培训项目。也就是说,心理学专业的学生,还可选择其他学校和专业的课程,如社会学、人类发展、护理学等方向,以及精神病、泌尿外科、妇科和家庭医学等学科。此外,基础科学专业也不容忽视,如解剖学、内分泌学和生理学等。通常,具备全面的生物-心理-社会学背景的人类性学人员,才能够胜任这项工作。

(3) 临床培训和实习:如果培训项目中有指导性临床实践,或提供性功能障碍治疗经验的教员,则毫不犹豫参加! 同时,如果发现有性学专业课程的见习与实习机会,也不容错过。

(4) 参与科研:最后,对于身处研究大学、医学中心或教学医院的学生而言,应该抓住机会参与各种性学研究。通常,许多国际知名的科学家欢迎志愿者助理,并乐于培养年轻同仁。如果能够参加某个研究团队,就有更多机会亲临当地、其他国家甚至国际会议和研讨会,了解最新研究成果。

2. 打下扎实知识基础

我们建议,不论经历治疗师或医师的专业培训与否,所有健康从业者还需掌握人类性学的基础知识。性发育、性欲倒错、性取向、性别认同和性创伤等,是我们可能窥见的众多性功能障碍问题中的"一斑"。当然,为打下扎实基础,有许多方法可循,例如以下几点:

(1) 阅读大学入门教材:一种获取全面和深入人类性学知识和新进研究成果的有效途径,就是阅读当今人类性学教科书。例如,Hyde 和 Delameter (2011)主编的《了解人类性行为》,或 Lehmiller(2014)主编的《人类性行为心理学》,等等。当然,还有许多其他主流学术出版社的优秀教科书,可供阅读。之所以建议阅读最近出版的图书,是由于人类性行为、性功能障碍、HIV 以及其他性传播疾病的知识,更新不断。

(2) 阅读经典著作:另一种获得基础知识的有效途径,为阅读本领域内经典著作,如 Kaplan(1974)的《性治疗新论》以及 Masters 和 Johnson(1966,1970)的《人类性反应和性功能障碍》。Maier(2009)知名小说《性爱大师》,就是按照一种编年体方式，讲述 20 世纪 50 年代两位性教育专家 William Masters 与 Virginia Johnson 的个性和背景，以及如何携手共同对人类性功能障碍的研究与治疗做出杰出贡献的故事。书中提到，尽管未接受任何性治疗培训，但 William Masters 与 Virginia Johnson 建立了一套至今仍有价值和反复沿用的性治疗干预手段。

（3）阅读最新人类性学领域科研著作：性学领域，是集多学科知识于一体的"典范"。我们都知道，目前尚无其他任何一个领域能够涵盖如此多的专业理论，如心理学（包括临床、发展、进化和实验心理学）、精神病学、社会学、泌尿外科学、妇科学、初级保健学、内分泌学、人类学和生物学等。国内和国际性学会议人员，几乎都是由各专业人员组成的多学科团队，很少是由单学科组成的。因此，我们不仅要阅读性功能障碍评估与治疗方面的图书，如 Binik 和 Hall（2014）的《性治疗原则与实践（第五版）》，还需阅读其他学科专著，如 Ryan 和 Jetha（2010）有关性的人类学研究图书《黎明中的性》。广泛涉猎各类学科知识，有助于丰富和扩展我们对人类性行为的认识水平。

（4）阅读专业杂志，与时俱进：除了阅读经典著作，我们还鼓励订阅 1～2 本领域内核心期刊，了解学科的最新研究进展。现将性学领域内某些著名杂志列举如下，但这并不是一份详尽的清单。

1）《性行为档案》（*Archives of Sexual Behavior*）：Springer 出版社发行，国际性学研究会官方期刊。

2）《性学研究杂志》（*Journal of Sex Research*）：Taylor and Francis Group 发行，性科学研究学会官方期刊。

3）《性医学杂志》（*Journal of Sexual Medicine*）：Wiley 发行，性医学国际学会官方期刊。

4）《性与婚姻治疗杂志》（*Journal of Sex and Marital Therapy*）：Taylor and Francis（Routledge）发行，一份长期、独立的学术期刊。

（5）参加致力于人类性学研究的专业机构。

至少参加一个致力于传递最新性学研究信息的学术机构，是不错的选择。最著名的学术机构有以下几家。

1）美国性教育、咨询和治疗师联盟（AASECT），主要通过性治疗、咨询和教育等领域的进步与发展，致力于人类性健康水平的不断提高。其宗旨，是为性教育者、咨询者和治疗师，以及监督性治疗师的培训人员，提供专业教育和认证。同时,鼓励参加与性教育、咨询和治疗相关的研究,支持与本学科有关专业知识的传播和发行。为此,AASECT 提供了一系列专业教育和培训活动的机会,包括证书颁发、年会举办和《性教育和治疗》(*Archives of Sexual Behavior*)杂志发行等。更多信息,可发邮件至 info@aasect.org。

　　2) 性行为科学研究协会(SSSS),是一个专注于提高人类性行为知识的国际性机构,也是美国性学研究历史最悠久的学术组织。SSSS 汇聚了各种跨学科人才,注重高质量性学研究,从事与性行为相关的临床、教育和社会应用,举办年会和发行《性学研究》杂志。若想了解会员信息,可发邮件至 thesociety@sexscience.org。

　　3) 国际性学研究学院(IASR),是一个科研学术机构,其目标是通过促进从事性行为研究学者之间的交流与合作,推动该领域内高标准科研和学术活动。会员资格的获得,取决于个人在该领域内的科学生产力。同样,IASR 举办年会和发行《性行为档案》杂志。若想了解会员信息,可登录该机构网站 www.iasr.org/cms/contact。

　　以下是全球专门研究人类性行为专业组织和学术机构的全部名单。

- 美国性教育者、咨询师和治疗师协会(AASECT)。
- 美国性学委员会(ABS)。
- 美国性暴力治疗协会(ATSA)。
- 英国性与关系治疗协会(BASRT)。
- 加拿大性健康联合会。
- 加拿大性研究论坛。
- 欧洲性学联合会。
- 欧洲性医学学会(ESSM)。
- 比利时性学协会。
- 德国性行为社会科学研究协会。
- 人类性行为高级研究所。
- 家庭和性行为研究所。
- 国际性(性别)研究学会(IASR)。
- 国际性医学联盟(IAS - M)。
- 国际社会、文化与性研究协会(IASSCS)。
- 国际性侵犯治疗协会(IATSO)。

- 国际创伤和成瘾人员研究所（IITAP）。
- 国际性医学学会（ISSM）。
- 国际妇女性健康研究学会（ISSWSH）。
- 柏林洪堡大学马格努斯·赫希菲尔德性学档案馆。
- 国家性虐待治疗协会（NOTA）。
- 性科学＆性学学院。
- 南亚人类性行为研究所。
- 美国性信息与性教育委员会（SIECUS）。
- 澳大利亚性学研究者协会。
- 性治疗与研究协会（SSTAR）。
- 女同性恋、男同性恋和双性恋问题心理研究协会。
- 性健康促进协会。
- 性科学研究协会（SSSS）。
- 世界跨性别人士健康专业协会（WPATH）（旧称哈里·本杰明国际性别障碍协会）。
- 金赛性、性别与生殖研究中心。
- 库尔特·弗伦德实验室。

（6）寻求博士后培训：如果自己不必为生活担忧且工作相对稳定，则可以寻求更多的培训机会。例如，可以考虑在许多三甲医院进行指导性实习，以及通过专业性杂志（如美国心理学会监督）找到博士后培训机会。

二、开展性治疗实践

本章目的，是为成功开展性功能障碍的评估与治疗实践提供指南。尽管我们职业实践各方面与企业管理非常相似，但主要目标是讨论性功能障碍治疗专业独特的实践内容。我们认为，一些企业经营的重要细节，如是否租赁或购买办公室、如何雇佣技术人员及选择办公室设备等，可通过其他渠道得到圆满解决。因此，我们主要将精力放在以下方面：执照和证书、患者招募、保险报销和伦理。

1. 执照和证书

执照（licensure）是用于保护和定义治疗师角色与职责的法律；证书

(certification)则能证明治疗师职称的合法性。然而,我们认为,只有佛罗里达州才颁发"性治疗师"的专门执照或证书。那些自称为性治疗师和允许行医或由州委员会职业条令发放证书的人员,通常收到的是某一核心学科的证书,如心理学、社会学、医学或护理学。由于缺乏州执照或证书,这些自称为性治疗师的个人,可能根本无相关证书、培训或经验。

美国性教育者、咨询师和治疗师协会(AASECT)提供了一个证书项目。硕士学位＋3年的本专业经历,或博士学位＋2年的本专业经历,才有资格申请。此外,治疗师必须完成300小时、由 AASECT——资质治疗师监督的性治疗实践。尽管是一项合理计划,AASECT 证书申请程序并非州立水平规定,也不能作为性治疗实践的必要条件。当然,许多出色的性治疗师,并不会为获得AASECT 证书而大费周折。

除了上述提及的执照和证书事项,还有一个相关议题,就是治疗师在职业上如何称谓自己的问题,这绝非小事。例如,我们曾经遇到这样一个案例:一位治疗师曾在某一性侵犯案例中作为"专家"出庭作证。但对方律师做足了功课,在庭审上试图否认治疗师的证词,因为律师指出,治疗师仅是"性治疗师"而非本专业的专家。当治疗师出具"注册博士临床心理学家"证明,并表明自己有人类性行为专长时,其证词才被采纳。随后,一项针对全国各地同仁的非正式调查也显示,从业人员可通过重要的专业培训头衔而不是一个"性治疗师"称谓赢得更多的行业信誉。

2. 患者招募

尽管尚未有任何研究证实,治疗师的头衔会影响到患者招募(patient recruitment)。现在,许多专业人员已经将个人网站与一些关键词相链接,如"性问题""勃起功能障碍"和"性功能障碍"等。除了网站搜索,其他两项重要客户转介资源是其他专业人员(特别是医师)推荐和满意的客户资源。由于伦理原因,我们不可能在增加客户转介上有所作为,因而建议通过"其他专业人员"的途径。

在告知其他专业人员关注你个人专业特长和临床服务特色等方面,有几项策略似乎很有效。首先,与专业机构(如当地初级保健或家庭医师)进行自由交谈,似乎是一种非常有效的方法。当然,当与听众交流时,必须做好充分准备,注意自己的措辞和内容。其次,是为当地医务人员、培训者和诊所提供在职培训。这样,可以成为行业内广为知晓、善于诊治性功能障碍的专家。再者,一旦自己经验丰富且熟练处理各种复杂问题,可以尝试认真挑选当地新闻媒体进行采访。但是,必须注意,这可能是把双刃剑。因为,记者并不真正在意你的能力如何,他们只关心头条新闻。因此,采访前,必须与记者达成共识。最后,我们发现,发表学术研究成果可引起外界学者的关注。所以,如果有机会开展研究,或与其他同事合作研究,你会发觉这份工作能为自己带来客户方面的红利。而且,参与研究本身,就意味着刺激与挑战。

此外,与其他专业人员建立业务往来也非常重要,这样我们可以为患者提供最高水平的服务。我们的观点是,服务患者的临床从业人员最好具备多学科知识,以便在评估和治疗性功能障碍时融入最新的生物-心理-社会学和技术方面的理念。从业人员虽与教学医院或大学诊所联系密切,但仍不是机构的一部分。因此,他们最好与其他专业人员建立良好的合作关系,以便为患者提供更全面的服务。

为建立一个优秀团队,我们必须尽可能与具备各种专业医学知识的医务人员,如泌尿外科、妇科和内分泌科医师进行通力合作。泌尿外科医师,不仅熟悉男性性功能问题的全面评估、诊断和治疗,还关注性功能障碍的心理-社会因素,而不是仅对生物医学方法感兴趣。妇科学医师,不仅知晓女性性功能障碍的评估与治疗,也与泌尿外科医师一样,知识全面,并对女性问题敏感。因此,当共同工作的泌尿外科医师和妇科医师都认识到"性交并不是解决患者性功能障碍的唯一目标"时,就非常令人欣慰。最后,另一"核心"医师就是内分泌科专家,病情需要时,他们可进行激素评估及监测激素治疗。此外,由于内分泌科医师对糖尿病这种常见性功能障碍的影响因素非常熟悉,临床诊疗工作中配备这样一个医师非常有用。

除了上述"核心"成员,有时候还可能要向心血管医师(关于高血压、抗高血压药物的作用,以及各种形式心血管疾病的影响)、神经内科医师(有关癫痫和其他神经系统疾病对性功能的影响)和感染病科医师(有关艾滋病和性传播疾病的影响)咨询。最后,因为不断需要进行常规医学检查,最好有熟悉的内科医师或家庭医师可以求助。此外,尽管有这些"医学全才"的保驾护航,心理-社会学专家的咨询也是必不可少的。我们相信,私人开业治疗性功能障碍是可行的。因此,我们强烈建议构建一个如前所述的网络平台或综合团队。我们以为,没有任何合作或可咨询的工作方式,极易酿成一种"无所不知"的自我主义,其实质就是渎职行为。而且,还可能造成一种职业孤独的局面!

3. 保险报销

卫生健康保险,特别是精神健康保险,有时难以获取保险补偿。不仅性治疗这样,其他心理治疗亦是如此。此时此刻,我们不知道"平价医疗法案"是否有所帮助,或会使情况更加复杂。每个私人从业者都有自己的苦衷,"性治疗"实践也不例外。鉴于保险范围、保险公司及其计划参差不一,我们很难在这里给出一份全面的说明。但是,依据我们的经验,如果诊断记载为性功能障碍,保险公司将不会主动为其治疗补偿。诊断为抑郁或焦虑症,可能有理由得到补偿。不同保险公司对性功能障碍的补偿措施不同,性功能障碍诊治过程中,治疗师应熟知每个公司的补偿标准。

4. 伦理与性治疗

此前,我们已作介绍,国家水平未曾发放执照和(或)许可证。之所以没有正式认可,部分原因还是对"性治疗师"的称谓存在疑惑。大众及代表他们利益的民选官员,仍然受到 20 世纪六七十年代与性治疗师相关的不良报道的影响。20 世纪 90 年代,明尼阿波利斯 Walk-In 咨询中心发表的一篇论文指出,20 世纪 60 年代的人类潜能运动(human potential movement;有关心理治疗的一项主张),推动了各种类型实验和心理疗法实践的开展。其中,最引人注目的,是某些专业杂志上发表的文章和学术会议的演讲,提倡一些怪异和不道德的实践,如与当事人的裸体马拉松和身体接触、拥抱、亲吻和性交等。尽管提倡这种不道德行为的是少数人群,大众媒体却大放厥词。因此,民众普遍认为性治疗师是一种"性变态"。不幸的是,这种印象如今仍然挥之不去,许多接受治疗的患者依然心有余悸。

由于种种历史原因,从事性治疗实践的专业人员必须做到完美无瑕。他们不仅要严格遵守行业的理论标准,还要避免各种行为举止上的不当。尽管这里不能长篇累牍说明需要遵循或不能违背的道德违规,仍有必要给出一些重要警示。

治疗师必须绝对避免与患者有性亲密行为,严格遵守行业操守。治疗时,患者总是处于一种弱势地位,容易对治疗师产生心理上的依赖,这种地位上的显著差异极有可能导致治疗师性侵事件的发生。不仅如此,坦然讨论亲密性行为时也有可能增加移情与反移情的概率。而且,许多寻求性功能障碍治疗的患者不乏性虐待史,被性侵风险很高,不排除治疗师亲为的可能性(Broden 和 Agresti,1998)。因此,我们必须注重保护患者利益,确保医患之间双重关系职业条例的落实。

　　虽然大多数从业人员否认这种情况会在他们身上发生，但许多调查表明，专业人员（如医师、心理学家、社会工作者和牧师等）性虐待患者的概率已达3%～18%（Holroyd 和 Brodsky，1977）。这些人员也承认，至少与患者有过一次性接触。Schoener 等（1990）提醒，医疗诉讼案件中对心理治疗师最常见的投诉，是性渎职。同样，一项社会工作者调查显示，法律诉讼的主要原因之一，就是与当事人的性接触（Besharov，1985）。不仅如此，州立法机关也为我们提供了这些问题反复出现的间接证据。

　　通常，授理性治疗师行为不端的法律分为4个方面：民事、刑事、通报和禁令法规。一篇综述中，Haspel 等（1997）对各种法律的理论基础、每项法律的优缺点以及每个州的现有法律，进行了详细阐述。

三、结　　论

　　在本书中，我们尝试为性功能障碍的评估与治疗，提供一个入门级的课程。在监督临床培训和实践的过程中，我们期望为读者提供更好地解决性功能难题的方法。而且，通过各种主题的拓展，读者会发现性功能障碍的治疗过程并非枯燥无味，由此进一步推动性功能障碍研究的深入开展。

　　评估与治疗过程中，我们时常被患者的某些积极响应所感动。许多患者首次吐露他们困惑已久的性问题和秘密，这种勇于公开和抛开羞耻感讨论性事件的态度，为性功能障碍的治疗带来了机遇。更令我们感到欣慰的是，通过上述直接、简明的治疗，我们能帮助治疗对象重建性功能、性健康和性满意。最后，我们由衷地祝愿大家事业与生活双丰收。

参 考 文 献

[1] Abrahamson, D. J., Barlow, D. H., & Abrahamson, L. S. (1989). Differential effects of performance deman and distraction on sexually functional and dysfunctional males. *Journal of Abnormal Psychology*, *98*, 241 – 247.

[2] Alexander, J. L., Kotz, K., Dennerstein, L., Kutner, S. J., Wallen, K., & Notelovitz, M. (2004). The effects of postmenopausal hormone therapies on female sexual functioning: A review of double-blind, randomized controlled trials. *Menopause*, *11*(6, Pt. 2), 749 – 765.

[3] Alterowitz, R., & Alterowitz, B. (2004). *Intimacy with impotence: The couple's guide to better sex after prostate disease*. Cambridge: MA, DeCapa Press.

[4] Althof, S., Abdo, C., Dean, J., Hackett, G., McCabe, M., McMahon, C., et al. (2010). International society for sexual medicine guidelines for the diagnosis and treatment of PE. *Journal of Sexual Medicine*, *7*, 2847 – 2969.

[5] American College of Obstetricians and Gynecologists (ACOG). (2007). Committee opinion: Vaginal "rejuvenation" and cosmetic vaginal procedures. *Obstetrics and Gynecology*, *110*, 737 – 738.

[6] American Psychiatric Association. (1980). *Diagnostic and statistical manual of mental disorders* (3rd ed.). Washington, DC: Author.

[7] American Psychiatric Association. (2000). *Diagnostic and statistical manual of mental disorders* (4th ed., text rev.). Washington, DC: Author.

[8] American Psychiatric Association. (2013). *Diagnostic and statistical manual of mental disorders* (5th ed.). Arlington, VA: Author.

[9] American Psychological Association. (1987). *Casebook on ethical principles of psychologists*. Washington, DC: Author.

[10] American Society of Plastic Surgeons. (2006). Procedural statistics. Retrieved July 15, 2014, from *www.plasticsurgery.org/news/plastic-surgery-statistics/2006-plastic-surgery-statistics.html*.

[11] Amfar. (2012). Statistics worldwide. Available at *www.amfar.org/about-hiv-and-aids/facts-and-stats/statistics-worldwide*.

[12] Amidu, N., Owiredu, W. K., Woode, E, Addai-Mensah, O., Quaye, L., Alhassan, A., et al. (2010). Incidence of sexual dysfunction: A prospective survey in Ghanaian females. *Reproductive Biology and Endocrinology*, *8*, 106.

[13] Araujo, A. B., Esche, G. R., Kupelian. V., O'Donnell, A. B., Travison, T. G., Williams, R. E., et al. (2007). Prevalence of symptomatic androgen deficiency in men. *Journal of Clinical Endocrinology and Metabolism*, *92*, 4241 – 4247.

[14] Araujo, A. B., Hall, S. A., Ganz, P., Chiu, G. R., Rosen, R. C., Kupelian, V., et al. (2010).

Does erectile dysfunction contribute to cardiovascular disease risk prediction beyond the Framington Risk Score? *Journal of the American College of Cardiology*, *55*, 350 – 356.

[15] Araujo, A. B., Johannes, C., Feldman, H., Derby, C., & McKinlay, J. (2000). Relation between psychosocial risk factors and incident erectile dysfunction: Prospective results from the Massachusetts Male Aging Study. *American Journal of Epidemiology*, *152*, 533 – 540.

[16] Araujo, A. B., Mohr, B. A., & McKinlay, J. B. (2004). Changes in sexual function in middle-aged and older men: Longitudinal data from the Massachusetts Male Aging Study. *Journal of the American Geriatrics Society*, *52*, 1502 – 1509.

[17] Asmundson, G. J., Norton, P. J., & Norton, G. R. (1999). Beyond pain: The role of fear and avoidance in chronicity. *Clinical Psychology Review*, *19*, 97 – 119.

[18] Bach, A. K., Brown, T. A., & Barlow, D. H. (1999). The effects of false negative feedback on efficacy expectancies and sexual arousal in sexually functional males. *Behavior Therapy*, *30*, 79 – 95.

[19] Balon, R. (2006). SSRI-associated sexual dysfunction. *American Journal of Psychiatry*, *163*, 1504 – 1509.

[20] Balon, R., Segraves, R. T., & Clayton, A. (2007). Issues for DSM – V: Sexual dysfunction, disorder, or variation along normal distribution: Toward rethinking DSM criteria of sexual dysfunctions. *American Journal of Psychiatry*, *164*, 198 – 200.

[21] Bancroft, J. (1984). Hormones and human sexual behavior. *Journal of Sex and Marital Therapy*, *10*, 3 – 21.

[22] Bancroft, J. (2005). The endocrinology of sexual arousal. *Journal of Endocrinology*, *186*, 411 – 427.

[23] Bancroft, J. (2009). Sex therapy needs building not deconstruction. *Archives of Sexual Behavior*, *38*, 1028 – 1030.

[24] Bancroft, J., & Coles, L. (1976). Three years' experience in a sexual problems clinic. *British Medical Journal*, *1*, 1575 – 1577.

[25] Bancroft, J., Janssen, E., Strong, D., & Vukadinovic, Z. (2003a). The relation between mood and sexuality in gay men. *Archives of Sexual Behavior*, *32*, 231 – 242.

[26] Bancroft, J., Janssen, E., Strong, D., Carnes, L., Vukadinovic, Z., & Long, J. (2003b). The relation between mood and sexuality in heterosexual men. *Archives of Sexual Behavior*, *32*, 217 – 230.

[27] Bancroft, J., Loftus, J., & Long, J. S. (2003c). Distress about sex: A national survey of women in heterosexual relationships. *Archives of Sexual Behavior*, *32*, 193 – 208.

[28] Bancroft, J., & Wu, F. (1983). Changes in erectile responsiveness during androgen replacement therapy. *Archives of Sexual Behavior*, *12*, 59 – 66.

[29] Bandura, A. (1997). *Self-efficacy: The exercise of control*. New York: Freeman.

[30] Bang-Ping, J. (2009). Sexual dysfunction in men who abuse illicit drugs: A preliminary report. *Journal of Sexual Medicine*, *6*, 1072 – 1080.

[31] Bansal, S. (1988). Sexual dysfunction in hypertensive men: A critical review of the literature. *Hypertension*, *12*, 1 – 10.

[32] Barlow, D. H. (1986). Causes of sexual dysfunction: The role of anxiety and cognitive interference. *Journal of Consulting and Clinical Psychology*, *54*, 140 – 148.

[33] Barlow, D. H., Hayes, S. C., & Nelson, R. O. (1984). *The scientist-practitioner: Research and accountability in clinical and educational settings*. Elmsford, NY: Pergamon.

[34] Barlow, D. H., Sakheim, D., & Beck, J. G. (1983). Anxiety increases sexual arousal. *Journal of Abnormal Psychology*, *92*, 49 – 54.

[35] Basson, R. (1996). Lifelong vaginismus: A clinical study of 60 consecutive cases. *Journal of the Society of Obstetricians and Gynecologists of Canada*, *18*, 551 – 561.

[36] Basson, R., & Weijmar-Schultz, W. (2007). Sexual sequelae of general medical disorders. *Lancet*, *369*, 350 – 352.

[37] Beck, J. G., & Barlow, D. H. (1986a). The effects of anxiety and attentional focus on sexual responding: I. Physiological patterns in erectile dysfunction. *Behaviour Research and Therapy*, *24*, 9 – 17.

[38] Beck, J. G., & Barlow, D. H. (1986b). The effects of anxiety and attentional focus on sexual responding: II. Cognitive and affective patterns in erectile dysfunction. *Behaviour Research and Therapy*, *24*, 19 – 26.

[39] Beck, J. G., Barlow, D. H., & Sakheim, D. (1983). The effects of attentional focus and partner arousal on sexual responding in functional and dysfunctional men. *Behaviour Research and Therapy*, *21*, 1 – 8.

[40] Becker, J. V. (1989). Impact of sexual abuse on sexual functioning. In S. R. Leiblum & R. C. Rosen (Eds.), *Principles and practice of sex therapy: Update for the 1990s* (2nd ed., pp. 298 – 318). New York: Guilford Press.

[41] Behrendt, A. E., & George, K. D. (1995). Sex therapy for gay and bisexual men. In L. Diamant & R. D. McAnulty (Eds.), *The psychology of sexual orientation, behavior, and identity: A handbook* (pp. 220 – 236). Westport, CT: Greenwood Press.

[42] Beitchman, J. H., Zucker, K. J., Hood, J. E., daCosta, G. A., Akman, D., & Cassavia, E. (1992). A review of the long-term effects of child sexual abuse. *Child Abuse and Neglect*, *16*, 101 – 118.

[43] Bergeron, S., Brown, C., Lord, M. J., Oala, M., Binik, Y. M., & Khalife, S. (2002). Physical therapy for vulvar vestibulitis syndrome: A retrospective study. *Journal of Sex and Marital Therapy*, *28*, 183 – 192.

[44] Bergeron, S., Rosen, N. O., & Pukall, C. F. (2014). Genital pain in women and men: it can hurt more than your sex life. In Y. M. Binik & K. S. K. Hall (Eds.), *Principles and practice of sex therapy* (5th ed). New York: Guilford Press.

[45] Bernardo, A. (2001). Sexuality in patients with coronary disease and heart failure. *Herz*, *26*, 353 – 359.

[46] Berry, M., & Berry, P. (2013). Contemporary treatment of sexual dysfunction: Reexamining the biopsychosocial model. *Journal of Sexual Medicine*, *10*, 2627 – 2643.

[47] Besharov, D. J. (1985). *The vulnerable social worker: Liability for serving children and families*. Silver Springs, MD: National Association of Social Workers.

[48] Binik, Y. M. (2010a). The DSM diagnostic criteria for vaginismus. *Archives of Sexual Behavior*, *39*, 278 – 291.

[49] Binik, Y. M. (2010b). The DSM diagnostic criteria for dyspareunia. *Archives of Sexual Behavior*, *39*, 292 – 303.

[50] Binik, Y. M., Brotto, L. A., Graham, C. A., & Segraves, R. T. (2010). Response of the DSM – V Sexual Dysfunctions subworkgroup to commentaries published in JSM. *Journal of Sexual Medcine*, *7*(7), 2382 – 2387.

[51] Binik, Y. M., & Hall, K. S. K. (Eds.). (2014). *Principles and practice of sex therapy* (5th ed.). New York: Guilford Press.

[52] Binik, Y. M., & Meana, M. (2009). The future of sex therapy: Specialization or marginalization? *Archives of Sexual Behavior*, *38*(6), 1016 – 1027.

[53] Binik, Y. M., Reissing, E., Pukall, C., Flory, N., Payne, K., & Khalife, S. (2002). The female sexual pain disorders: Genital pain or sexual dysfunction. *Archives of Sexual Behavior*, *31*, 425 – 429.

［54］ Borg, C., de Jong, P. J., & Weijmar Schultz, W. M. C. (2010). Vaginismus and dyspareunia: Automatic vs. deliberate disgust responsivity. *Journal of Sexual Medicine*, 7, 2149 – 2157.

［55］ Borg, C., Georgiadis, J. R., Renken, R. J., Spoelstra, S. K., Weijmar Schultz, W., & de Jong, P. J. (2014). Brain processing of visual stimuli representing sexual penetration versus core and animal-reminder disgust in women with lifelong vaginismus. *PLoS One*, 9(1), e84882.

［56］ Borg, C., Peters, M. L., Weijmar Schultz, W., & de Jong, P. J. (2012). Vaginismus: Heightened harm avoidance and pain catastrophizing cognitions. *Journal of Sexual Medicine*, 9, 558 – 567.

［57］ Broden, M. S., & Agresti, A. A. (1998). Responding to therapists' sexual abuse of adult incest survivors: Ethical and legal considerations. *Psychotherapy*, 35, 96 – 104.

［58］ Brody, S. (2007). Vaginal orgasm is associated with better psychological function. *Sexual and Relationship Therapy*, 22, 173 – 191.

［59］ Broekman, C., Haensel, S., Van de Ven, L., & Slob, A. (1992). Bisoprolol and hypertension: Effects on sexual functioning in men. *Journal of Sex and Marital Therapy*, 18, 325 – 331.

［60］ Brotto, L. A. (2010a). The DSM diagnostic criteria for hypoactive sexual desire disorder in men. *Journal of Sexual Medicine*, 7, 2015 – 2030.

［61］ Brotto, L. A. (2010b). The DSM diagnostic criteria for hypoactive sexual desire disorder in women. *Archives of Sexual Behavior*, 39(2), 221 – 239.

［62］ Brotto, L. A., Heiman, J. R., & Tolman. D. (2009). Narratives of desire in mid-age women with and without arousal difficulties. *Journal of Sex Research*, 46, 387 – 398.

［63］ Brotto, L. A., Knudson, G., Inskip, J., Rhodes, K., & Erskine, Y. (2010). Asexuality: A mixed-methods approach. *Archives of Sexual Behavior*, 39, 599 – 618.

［64］ Brotto, L. A., & Luria, M. (2014). Sexual interest/arousal disorder in women. In Y. M. Binik & K. S. K. Hall (Eds.), *Principles and practice of sex therapy* (5th ed). New York: Guilford Press.

［65］ Buffum, J. (1986). Pharmacosexology update: Prescription drugs and sexual function. *Journal of Psychoactive Drugs*, 18, 97 – 106.

［66］ Bullivant, S. B., Sellegren, S. A., Stern, K., Spencer, N. A., Jacob, S., Mennella, J. A., et al. (2004). Women's sexual desire during the menstrual cycle: Identification of the sexual phase by noninvasive measurement of luteinizing hormone. *Journal of Sex Research*, 41, 82 – 93.

［67］ Burchard, M., Burchard, T., Anastasiadis, A., Kiss, A., Shabsigh, A., & de La Taille, A. (2001). Erectile dysfunction is a marker for cardiovascular complications and psychological functioning in men with hypertension. *International Journal of Impotence Research*, 13, 276 – 281.

［68］ Buris, A., Gold, L., & Clark, W. (2001). Systematic review of randomized controlled trials of sildenafil (Viagra) in the treatment of male erectile dysfunction. *British Journal of General Practice*, 51, 1004 – 1012.

［69］ Burrows, L. J., Basha, M., & Goldstein, A. T. (2012). The effects of hormonal contraceptives on female sexuality: A review. *Journal of Sex Medicine*, 9, 2213 – 2223.

［70］ Buster, J. E., Kingsberg, S. A., Aguirre, O., Brown, C., Breaux, J., Buch, A., et al. (2005). Testosterone patch for low sexual desire in surgically menopausal women: A randomized trial. *Obstetrics and Gynecology*, 105, 944 – 952.

［71］ Cao, S., Yin, X., Wang, Y., Zhou, H., Song, F., & Lu, Z. (2013). Smoking and risk of erectile dysfunction: Systematic review of observational studies with meta-analysis. *PLoS One*, 8 (4), e60443.

［72］ Carani, C., Isidori, A. M., Granata, A., Carosa, E., Maggi, M., Lenzi, A., et al. (2005). Multicenter study on the prevalence of sexual symptoms in male hypo- and hyperthyroid patients. *Journal of Clinical Endocrinology and Metabolism*, 90, 6472 – 6479.

[73] Carey, M. P., Flasher, L. V., Maisto, S. A., & Turkat, I. D. (1984). The a priori approach to psychological assessment. *Professional Psychology: Research and Practice*, *15*, 515 – 527.

[74] Carvalheira, A., Traeen, B., & Štulhofer, A. (2014). Correlates of men's sexual interest: A crosscultural study. *Journal of Sexual Medicine*, *11*, 154 – 164.

[75] Carvalho, J., & Nobre, P. (2011). Biopsychosocial determinants of men's sexual desire: Testing an integrative model. *Journal of Sexual Medicine*, *8*, 754 – 763.

[76] Centers for Disease Control and Prevention. (2012). Fact sheet. Available at *www.cdcgov/nchhstp/newsroom/docs/std-trends-508.pdf*.

[77] Chambless, D. L., Stem, T., Sultan, F. E., Williams, A. J., Goldstein, A. J., Lineberger, M. H., et al. (1982). The pubococcygens and female orgasm: A correlational study with normal subjects. *Archives of Sexual Behavior*, *11*, 479 – 490.

[78] Chambless, D. L., Sultan, F. E., Stem, T. E., O'Neill, C., Garrison, S., & Jackson, A. (1984). Effect of pubococcygeal exercise on coital orgasm in women. *Journal of Consulting and Clinical Psychology*, *52*, 114 – 118.

[79] Chan, S. S., Leung, D. Y., Abdullah, A. S., Lo, S. S., Yip, A. W., Kok, W. M., et al. (2010). Smoking-cessation and adherence intervention among Chinese patients with erectile dysfunction. *American Journal of Preventive Medicine*, *39*, 251 – 258.

[80] Chew, K. K., Bremner, A., Stuckey, B., Earle, C., & Jamrozik, K. (2009). Alcohol consumption and male erectile dysfunction: An unfounded reputation for risk? *International Society for Sexual Medicine*, *6*, 1386 – 1394.

[81] Chew, K. K., Finn, J., Stuckey, B., Gibson, N., Sanfilippo, F., Bremner, A., et al. (2010). Erectile dysfunction as a predictor for subsequent atherosclerotic cardiovascular events: Findings from a linked-data study. *Journal of Sexual Medicine*, *7*, 192 – 202.

[82] Christensen, B. S., Gronbaek, M., Osler, M., Pedersen, B. V., Graugaard, C., & Frisch, M. (2011). Sexual dysfunctions and difficulties in Denmark: Prevalence and associated sociodemographic factors. *Archives of Sexual Behavior*, *40*, 121 – 132.

[83] Clayton, A. H., & Balon, R. (2009). The impact of mental illness and psychotropic medications on sexual functioning: The evidence and management. *Journal of Sexual Medicine*, *6*, 1200 – 1211.

[84] Clayton, A. H., Croft, H. A., & Handiwala, L. (2014). Antidepressants and sexual dysfunction: Mechanisms and clinical implications. *Postgraduate Medicine*, *126*, 91 – 99.

[85] Clayton, A. H., Kennedy, S. H., Edwards, J. B., Gallipoli, S., & Reed, C. R. (2013). The effect of vilazodone on sexual function during the treatment of major depressive disorder. *Journal of Sexual Medicine*, *10*, 2465 – 2476.

[86] Clayton, A. H., Maserejian, N. N., Connor, M. K., Huang, L., Heiman, J. R., & Rosen, R. C. (2012). Depression in premenopausal women with HSDD: Baseline findings from the HSDD Registry for Women. *Psychosomatic Medicine*, *74*(3), 305 – 311.

[87] Clemens, J. Q., Meenan, R. T., O'Keeffe Rosetti, M. C., Gao, S. Y., & Calhoun, E. A. (2005). Incidence and clinical characteristics of National Institutes of Health Type Ⅲ prostatitis in the community. *Journal of Urology*, *174*, 2319 – 2322.

[88] Cocores J. A., Miller, N. S., Pottash, A. C., & Gold, M. S. (1988). Sexual dysfunction in abusers of cocaine and alcohol. *American Journal of Drug and Alcohol Abuse*, *14*, 169 – 173.

[89] Coleman, E., & Rosser, B. R. S. (1996). Gay and bisexual male sexuality. In R. P. Cabaj & T. S. Stein (Eds.), *Textbook of homosexuality and mental health* (pp. 707 – 721). Washington, DC: American Psychiatric Press.

[90] Cooper, A. J. (1994). The effects of intoxication levels of ethanol on nocturnal penile tumescence.

Journal of Sex and Marital Therapy, *20*, 14 – 23.

[91] Corona, G., Mannucci, E., Fisher, A. D., Lotti, F., Ricca, V., Balercia, G., et al. (2007). Effect of hyperprolactinemia in male patients consulting for sexual dysfunction. *Journal of Sexual Medicine*, *4*, 1485 – 1493.

[92] Corona, G., Mannucci, E., Lotti, F., Boddi, V., Jannini, E. A., Fisher, A. D., et al. (2009). Impairment of couple relationship in male patients with sexual dysfunction is associated with overt hypogonadism. *Journal of Sexual Medicine*, *6*, 2591 – 2600.

[93] Corona, G., Mannucci, E., Petrone, L., Giommi, R., Mansani, R., Fei, L., et al. (2004). Psycho-biological correlates of hypoactive sexual desire in patients with erectile dysfunction. *International Journal of Impotence Research*, *16*, 275 – 281.

[94] Corona, G., Petrone, L., Mannucci, E., Magini, A., Lotti, F., Ricca, V., et al. (2006). Assessment of the relational factor in male patients consulting for sexual dysfunction: The concept of couple sexual dysfunction, *Andrology*, *27*, 795 – 801.

[95] Corona, G., Rastrelli, G., Forti, G., & Maggi, M. (2011). Update in testosterone therapy for men. *Journal of Sexual Medicine*, *8*, 639 – 654.

[96] Cozby, P. C. (1973). Self-disclosure: A literature review. *Psychological Bulletin*, *79*, 73 – 91.

[97] Crenshaw, T., & Goldberg, J. (1996). *Sexual pharmacology*. New York: Norton.

[98] Crombez, G., Vlaeyen, J. W., Heuts, P. H., & Lysens, R. (1999). Pain-related fear is more disabling than pain itself: Evidence on the role of pain-related fear in chronic back pain disability. *Pain*, *80*, 329 – 339.

[99] David, K., Dingemanse, E., Freud, J., & Laqueur, E. (1935). Über krystallinisch-esmannliches HormonausHoden (Testosteron) wirksameralsausharnoderaus-Cholesterin bereitetesAndrosteron [On crystalline male hormone from testicles (testosterone) effective as from urine or from cholesterol]. *Hoppe-Seyler's Zeitschrift für Physiologischechemie*, *233*, 281.

[100] Davidson, J. M., Camargo, C. A., Smith, E. R., & Kwan, M. (1983). Maintenance of sexual function in a castrated man treated with ovarian steroids. *Archives of Sexual Behavior*, *12*, 263 – 274.

[101] Davis, S. R., Davison, S. L., Donath, S., & Bell, R. J. (2005). Circulating androgen levels and self-reported sexual function in women. *Journal of the American Medical Association*, *294*, 91 – 96.

[102] Davis, S. R., Guay, A. T., Shifren, J. L., & Mazer, N. A. (2004). Endocrine aspects of female sexual dysfunction. *Journal of Sexual Medicine*, *1*, 82 – 86.

[103] de Jong, P. J., van Overveld, M., & Borg, C. (2013). Giving in to arousal, or staying stuck in disgust?: Disgust-based mechanisms in the development of sexual dysfunctions. *Journal of Sex Research*, *50*, 247 – 262.

[104] de Jong, P. J., van Overveld, M., Weijmar Schultz, W. M. C., Peters, M., & Buwalda, F. (2009). Disgust and contamination sensitivity in vaginismus and dyspareunia. *Archives of Sexual Behavior*, *38*, 244 – 252.

[105] de Kruiff, M. E., ter Kuile, M. M., Weijenborg, P. T., & van Lankveld, J. J. (2000). Vaginismus and dyspareunia: Is there a difference in clinical presentation? *Journal of Psychosomatic Obstetrics and Gynaecology*, *21*, 149 – 155.

[106] Dennerstein, L., Dudley, E. C., Hopper, J. L., Guthrie, J. R., & Burger, H. G. (2000). A prospective population-based study of menopausal symptoms. *Obstetrics and Gynecology*, *96*, 351 – 358.

[107] Dennerstein, L., Koochaki, P., Barton, I., & Graziottin, A. J. (2006). Hypoactive sexual desire disorder in menopausal women: A survey of Western European women. *Sexual Medicine*, *3*(2),

212 – 222.

[108] Dennerstein, L., Lehert, P., & Burger, H. (2005). The relative effects of hormones and relationship factors on sexual function of women through the natural menopause transition. *Fertility and Sterility*, *84*, 174 – 180.

[109] Dennerstein, L., Wood, C., & Burrows, G. D. (1997). Sexual response following hysterectomy and oophorecomy. *Obstetrics and Gynecology*, *49*, 92 – 96.

[110] Desrochers, G., Bergeron, S., Khalife, S., Dupuis, M. J., & Jodoin, M. (2009). Fear avoidance and self-efficacy in relation to pain and sexual impairment in women with provoked vestibulodynia. *Clinical Journal of Pain*, *25*, 520 – 527.

[111] Desrochers, G., Bergeron, S., Landry, T., & Jodoin, M. (2008). Do psychosexual factors play a role in the etiology of provoked vestibulodynia?: A critical review. *Journal of Sex and Marital Therapy*, *34*, 198 – 226.

[112] Desrosiers, M., Bergeron, S., Meana, M., Leclerc, B., Binik, Y. M., & Khalifé, S. (2008). Psychosexual characteristics of vestibulodynia couples: Partner solicitousness and hostility are associated with pain. *Journal of Sexual Medicine*, *5*, 418 – 427.

[113] Diamond, L. M., & Wallen, K. (2011). Sexual minority women's sexual motivation around the time of ovulation. *Archives of Sexual Behavior*, *40*, 237 – 246.

[114] Dunn, K. M., Croft, P. R., & Hackett, G. I. (1998). Sexual problems: A study of the prevalence and need for health care in the general population. *Family Practice*, *15*, 519 – 524.

[115] Ellis, H. (1906). *Studies in the psychology of sex* (Vol. II). New York: Random House.

[116] Engel, G. L. (1977). The need for a new medical model: A challenge for biomedicine. *Science*, *196*, 129 – 136.

[117] Enzlin, P., Mathieu, C., Van Den Bruel, A., Vanderschueren, D., & Demyttenaere, K. (2003). Prevalence and predictors of sexual dysfunction in patients with Type I diabetes. *Diabetes Care*, *26*, 409 – 414.

[118] Erol, B., Tefekli, A., Ozbey, L., Salman, F., Dincag, N., Kadioglu, A., et al. (2002). Sexual dysfunction in type II diabetic females: A comparative study. *Journal of Sex and Marital Therapy*, *2* (Suppl. 1), 55 – 62.

[119] Ertekin, C. (1998). Diabetes mellitus and sexual dysfunction. *Scandinavian Journal of Sexology*, *1*, 3 – 22.

[120] Esposito, K., Giugliano, F., Martedi, E., Feola, G., Marfella, R., D'Armiento, M., et al. (2005). High proportions of erectile dysfunction in men with metabolic syndrome. *Diabetes Care*, *28*(5), 1201 – 1203.

[121] Fahrner, E. M. (1987). Sexual dysfunction in male alcohol addicts: Prevalence and treatment. *Archives of Sexual Behavior*, *16*, 247 – 257.

[122] Fanciullacci, F., Colpi, G., & Beretta, G. (1988). Cortical evoked potentials in subjects with true premature ejaculation. *Andrologia*, *20*, 326 – 330.

[123] Fassinger, R. E., & Morrow, S. L. (1995). Overcome: Repositioning lesbian sexualities. In L. Diamant & R. D. McAnulty (Eds.), *The psychology of sexual orientation, behavior, and identity: A handbook* (pp. 197 – 219). Wesport, CT: Greenwood Press.

[124] Feldman, H. A., Goldstein, I., Hatzichristou, D. G., Krane, R. J., & McKinlay, J. B. (1994). Impotence and its medical and psychosocial correlates: Results of the Massachusetts Male Aging Study. *Journal of Urology*, *151*, 54 – 61.

[125] Ferrario, C. M., & Levy, P. (2002). Sexual dysfunction in patients with hypertension: Implications for therapy. *Journal of Clinical Hypertension* (*Greenwich*), *4*, 424 – 432.

[126] Festinger, L. (1962). Cognitive dissonance. *Scientific America*, *207*, 93–107.

[127] Fogari, R., Preti, P., Derosa, G., Marasi, G., Zoppi, A., Rinaldi, A., et al. (2002). Effect of antihypertensive treatment with valsartan or atenolol on sexual activity and plasmatestosterone in hypertensive men. *European Journal of Clinical Pharmacology*, *58*(3), 177–180.

[128] Friedman, R. C., & Downey, J. I. (1994). Homosexuality. *New England Journal of Medicine*, *331*, 923–930.

[129] Frank, E., Anderson, C., & Kupfer, D. J. (1976). Profiles of couples seeking sex therapy and marital therapy. *American Journal of Psychiatry*, *133*, 559–562.

[130] Frank, E. M., Anderson, C., & Rubinstein, D. (1978). Frequency of sexual dysfunction in "normal" couples. *New England Journal of Medicine*, *299*, 111–115.

[131] Frohlich, P. F., & Meston, C. M. (2000). Evidence that serotonin affects female sexual functioning via peripheral mechanisms. *Physiological Behavior*, *71*(3–4), 383–393.

[132] Fugl-Meyer, A. R., & Sjogren Fugl-Meyer, K. (1999). Sexual disabilities, problems and satisfaction in 18–74 year old Swedes. *Scandinavian Journal of Sexology*, *3*, 79–105.

[133] Fugl-Meyer, K. S., Bohm-Starke, N., Damsted Petersen, C., Fugl-Meyer, A., Parish, S., & Giraldi, A. (2013). Standard operating procedures for female genital sexual pain. *Journal of Sexual Medicine*, *10*, 83–93.

[134] Fujii, A., Yasui-Furukori, N., Sugawara, N., Sato, Y., Nakagami, T., Saito, M., et al. (2010). Sexual dysfunction in Japanese patients with schizophrenia treated with antipsychotics. *Progress in Neuropsychopharmacological and Biological Psychiatry*, *34*, 288–293.

[135] Fusco, F., Franco, M., Longo, N., Palmieri, A., & Mirone, V. (2014). The impact of non-urologic drugs on sexual function in men. *Archives of Italian Urology and Andrology*, *28*, 50–55.

[136] Gades. N. M., Nehra, A., Jacobson, D. J., McGree, M. E., Girman, C. J., Rhodes, T., et al. (2005). Association between smoking and erectile dysfunction: A population-based study. *American Journal of Epidemiology*, *161*, 346–351.

[137] Gentilcore-Saulnier, E., McLean, L., Goldfinger, C., Pukull, C., & Chamberlain, S. (2010). Pelvic floor muscle assessment outcomes in women with and without provoked vestibulodynia and the impact of a physical therapy program. *Journal of Sexual Medicine*, *7*, 1003–1022.

[138] Gerressu, M., Mercer, C., Graham, C., Wellings, K., & Johnson, A. (2008). Prevalence of masturbation and associated factors in a British national probability survey. *Archives of Sexual Behavior*, *37*, 266–278.

[139] Gezginc, K., Balci, O., Karatayli, R., & Colakoglu, M. C. (2007). Contraceptive efficacy and side effects of Implanon. *European Journal of Contraceptive and Reproductive Health Care*, *12*, 362–365.

[140] Ghazi, S., Zohdy, W., Elkhiat, Y., & Shamlou, R. (2012). Serum testosterone levels in diabetic men with and without erectile dysfunction. *Andrologia*, *44*, 373–380.

[141] Giraldi, A., & Kristensen, E. (2010). Sexual dysfunction in women with diabetes mellitus. *Journal of Sex Research*, *47*(2–3), 199–211.

[142] Glina, S., Sharlip, I. D., & Hellstrom, W. J. (2013). Modifying risk factors to prevent and treat erectile dysfunction. *Journal of Sex Medicine*, *10*, 115–119.

[143] Goodman, M. P., Placik, O. J., Benson, R. H., Miklos, J. R., Moore, R. D., Jason, R. A., et al. (2010). A large multicenter outcome study of female genital plastic surgery. *Journal of Sexual Medicine*, *7*, 1565–1577.

[144] Gomes, A., & Nobre, P. (2012). Early maladaptive schemas and sexual dysfunction in men. *Archives of Sexual Behavior*, *41*, 311–320.

［145］ Gottman, J., Notarius, C., Gonso, J., & Markman, H. (1976). *A couple's guide to communication*. Champaign, IL: Research Press.

［146］ Gracia, C. R., Freeman, E. W., Sammel, M. D., Lin, H., & Mogul, M. (2007). Hormones and sexuality during transition to menopause. *Obstetrics and Gynecology*, *109*, 831 – 840.

［147］ Graham, C. A. (2010a). The DSM diagnostic criteria for female orgasmic disorder. *Archives of Sexual Behavior*, *39*, 256 – 270.

［148］ Graham, C. A. (2010b). The DSM diagnostic criteria for female sexual arousal disorder. *Archives of Sexual Behavior*, *39*, 240 – 255.

［149］ Graham, C. A. (2014). Orgasm disorders in women. In Y. M. Binik & K. S. K. Hall (Eds.), *Principles and practices of sex therapy* (5th ed., pp. 89 – 111). New York: Guilford Press.

［150］ Graham, C. A., & Bancroft, J. (2009). The sexual dysfunctions. In M. Gelder, J. Lopez-Ibor, N. Andreasen, & J. Geddes (Eds.), *New Oxford textbook of psychiatry* (2nd ed., pp. 821 – 832). Oxford, UK: Oxford University Press.

［151］ Graham, C. A., Sanders, S. A., Milhausen, R. R., & McBride, K. R. (2004). Turning on and turning off: A focus group study of the factors that affect women's sexual arousal. *Archives of Sexual Behavior*, *33*, 527 – 538.

［152］ Granot, M., & Lavee, Y. (2005). Psychological factors associated with perception of experimental pain in vulvar vestibulitis syndrome. *Journal of Sex and Marital Therapy*, *31*, 285 – 302.

［153］ Graziottin, A., & Leiblum, S. R. (2005). Biological and psychosocial pathophysiology of female sexual dysfunction during the menopausal transition. *Journal of Sexual Medicine*, *2* (Suppl. 3), 133 – 145.

［154］ Grimes, J. B., & Labbate, L. A. (1996). Spontaneous orgasm with the combined use of bupropion and sertraline. *Biological Psychiatry*, *40*, 1184 – 1185.

［155］ Grover, S. A., Lowenstein, I., Koavache, M., Marchand, S., Coupal, L., DeCarolis, E., et al. (2006). The prevalence of erectile dysfunction in the primary care setting. *Archives of Internal Medicine*, *166*, 213 – 219.

［156］ Guthrie, J. R., Dennerstein, L., Taffe, J. R., Lehert, P., & Burger, H. G. (2004). The menopausal transition: A 9-year prospective population-based study. The Melbourne Women's Midlife Health Project. *Climacteric*, 7(4), 375 – 389.

［157］ Haddad, P. M., & Sharma, S. G. (2007). Adverse effects of atypical antipsychotics: Differential risk and clinical implications. *CNS Drugs*, *21*, 911 – 936.

［158］ Haefner, H. K. (2007). Report of the International Society for the Study of Vulvovaginal Disease: Terminology and classification of vulvodynia. *Journal of Lower Genital Tract Disorders*, *11*, 48 – 49.

［159］ Hald, G. M. (2006). Gender differences in pornography consumption among young heterosexual Danish adults. *Archives of Sexual Behavior*, *35*, 577 – 585.

［160］ Halikas, J., Weller, R., & Morse, C. (1982). Effects of regular marijuana use on sexual performance. *Journal of Psychoactive Drugs*, *14*, 59 – 70.

［161］ Haller, H. (1977, April). Epidermiology and associated risk factors of hyperli-poproteinemia. *Zeitschriftfur diegesamteinnereMedizin und ihreGrenzgebiete*, *32*(8), 124 – 128.

［162］ Harlow, B. L., & Stewart, E. G. (2005). Adult-onset vulvodynia in relation to childhood violence victimization. *American Journal of Epidemiology*, *161*, 871 – 880.

［163］ Harlow, B. L., Wise, L. A., & Stewart, E. G. (2001). Prevalence and predictors of chronic lower genital tract discomfort. *American Journal of Obstetrics and Gynecology*, *185*, 545 – 550.

［164］ Haspel, K. C., Jorgenson, L. M., Wincze, J. P., & Parsons, J. P. (1997). Legislative intervention regarding therapist sexual misconduct: An overview. *Professional Psychology: Research and Practice*,

28, 63 – 72.

[165] Hawton, K. (1982). The behavioural treatment of sexual dysfunction. *British Journal of Psychiatry*, *140*, 94 – 101.

[166] Hawton, K. (1985). *Sex therapy: A practical guide*. Northvale, NJ: Aronson.

[167] Hawton, K., Gath, D., & Day, A. (1994). Sexual function in a community sample of middle-aged women with partners: Effects of age, marital, socioeconomic, psychiatric, gynecological, and menopausal factors. *Archives of Sexual Behavior*, *23*, 375 – 395.

[168] He, J., Reynolds, K., Chen, J., Chen, C. S., Wu, X., Duan, X., et al. (2007). Cigarette smoking and erectile dysfunction among Chinese men without clinical vascular disease. *American Journal of Epidemiology*, *166*, 803 – 809.

[169] Heim, N. (1981). Sexual behavior of castrated sex offenders. *Archives of Sexual Behavior*, *10*, 11 – 19.

[170] Heiman, J. R. (2002). Psychological treatments for female sexual dysfunction: Are they effective and do we need them? *Archives of Sexual Behavior*, *31*, 445 – 450.

[171] Heiman, J. R., & LoPiccolo, J. (1988). *Becoming orgasmic: A sexual and personal growth program for women* (rev. ed.). New York: Prentice Hall.

[172] Herbert, S. E. (1996). Lesbian sexuality. In R. P. Cabaj & T. S. Stein (Eds.), *Textbook of homosexuality and mental health* (pp. 723 – 742). Washington, DC: American Psychiatric Press.

[173] Hirshfield. S., Remien, R. H., & Walavalkar, I. (2004). Crystal methamphetamine use predicts incident STD infection among men who have sex with men recruited online: A nested case-control study. *Journal of Medical Internet Research*, *6*, e41.

[174] Holroyd, J. C., & Brodsky, A. M. (1977). Psychologists' attitudes and practices regarding erotic and non-erotic physical contact with patients. *American Psychologist 32*, 843 – 849.

[175] Hong, L. K. (1984). Survival of the fastest: On the origin of premature ejaculation. *Journal of Sex Research*, *20*, 109 – 122.

[176] Hood, B. (2010). *The science of superstition: How the developing brain creates supernatural beliefs*. New York: Harper Collins.

[177] Hoon, P. W., Wincze, J. P., & Hoon, E. F. (1977). A test of reciprocal inhibition: Are anxiety and sexual arousal in women mutually inhibitory? *Journal of Abnormal Psychology*, *86*, 65 – 74.

[178] Hooper, A. (2002). *Sexopedia*, London: DK Publishing.

[179] Huhner, M. (1917). *A practical treatise on disorders of the sexual function in the male and female*. Philadelphia: F. A. Davis.

[180] Hulter, B. (1999). Sexual function in women with neurological disorders. *Comprehensive Summaries of Uppsala Dissertations from the Faculty of Medicine*, *873*. Uppsala, Sweden: Acta Universitatis Upsaliensis.

[181] Hyde, J., & Delameter, J. (2011). *Understanding human sexuality* (12th ed.). New York: McGraw-Hill.

[182] Inman, B. A., St. Saver, J. L., Jacobson, D. J., McGree, M. E., Nehra, A., Lieber, M. M., et al. (2009). A population-based longitudinal study of erectile disfunction and future coronary disease. *Mayo Clinic Proceedings*, *84*, 108 – 113.

[183] Ioannidou-Kadis, S., Wright, P., Neely, R. D., & Quinton, R. (2006). Complete reversal of adult-onset isolated hypogonadotropichypogonadism with Clomiphene Citrate. *Fertility and Sterility*, *86*(5), 1513.

[184] Isidori, A. M., Giannetta, E., Gianfrilli, D., Greco, E. A., Bonifacio, V., Aversa, A., et al. (2005). Effects of testosterone on sexual function in men: Results of a meta-analysis. *Clinical*

Endocrinology, *63*, 381 – 394.

[185] Jackson, G. (2009). Sexual response in cardiovascular disease. *Journal of Sex Research*, *46*, 233 – 236.

[186] Jacob, B. C. (2011). Testosterone replacement therapy in males with erectile dysfunction. *Journal of Pharmacy Practice*, *24*, 298 – 306.

[187] Jannini, E. A., & Lenzi, A. (2005). Ejaculatory disorders: Epidemiology and current approaches to definition, classification and subtyping. *World Journal of Urology*, *23*(2), 68 – 75.

[188] Jensen, S. B. (1984). Sexual function and dysfunction in younger married alcoholics. *Acta Psychiatrica Scandinavica*, *69*, 543 – 549.

[189] Jiann, B. P., Su, C. C., Yu, C. C., Wu, T. T., & Huang, J. K. (2009). Risk factors for individual domains of female sexual function. *Journal of Sexual Medicine*, *6*, 3364 – 3375.

[190] Johannes, C. B., & Avis, N. E. (1997). Gender differences in sexual activity among mid-aged adults in Massachusetts. *Maturitas*, *26*(3), 175 – 184.

[191] Johnson, S. D., Phelps, D. L., & Cottler, L. B. (2004). The association of sexual dysfunction and substance use among a community epidemiological sample. *Archives of Sexual Behavior*, *33*, 55 – 63.

[192] Jones, T. M. (1985). Hormonal considerations in the evaluation and treatment of erectile dysfunction. In R. T. Segraves & H. W. Schoenberg (Eds.), *Diagnosis and treatment of erectile disturbances: A guide for the clinician* (pp. 115 – 158). New York: Plenum Press.

[193] Kafka, M. (2000). The paraphilia-related disorders. In S. R. Leiblum & R. C. Rosen (Eds.), *Principles and practice of sex therapy* (3rd ed.). New York: Guilford Press.

[194] Kaplan, H. S. (1974). *The new sex therapy*. New York: Brunner/Mazel.

[195] Kaplan, H. S. (1979). *Disorders of sexual desire*. New York: Brunner/Mazel.

[196] Kedde, H., Donker, G., Leusink, P., & Kruijer, H. (2011). The incidence of sexual dysfunction in patients attending Dutch general practitioners. *International Journal of Sexual Health*, *23*, 269 – 277.

[197] Kennedy, S. H., & Rizvi, S. J. (2009). Sexual dysfunction, depression, and the impact of antidepressants. *Clinical Psychopharmacology*, *29*, 157 – 164.

[198] Khera, M., Bhattacharya, R. K., Blick, G., Kushner, H., Nguyen, D., & Miner, M. M. (2011). Improved sexual function with testosterone replacement therapy in hypogonadal men: Real-world data from the Testim Registry in the United States (TRiUS). *Journal of Sexual Medicine*, *8*, 3204 – 3213.

[199] Kingsberg, S., & Althof, S. E. (2009). Evaluation and treatment of female sexual disorders. *International Urogynecology Journal and Pelvic Floor Dysfunction*, *20*(Suppl. 1), 33 – 43.

[200] Kingsberg, S. A., & Knudson, G. (2011). Female sexual disorders: Assessment, diagnosis, and treatment. *CNS Spectrum*, *16*, 49 – 62.

[201] Kinsey, A. C., Pomeroy, W. B., & Martin, C. E. (1948). *Sexual behavior in the human male*. Philadelphia: Saunders.

[202] Klassen, A. D., & Wilsnack, S. C. (1986). Sexual experiences and drinking among women in a U.S. national survey. *Archives of Sexual Behavior*, *15*, 363 – 392.

[203] Ko, D. T., Hebert, P. R., Coffey, C. S., Sedrakyan, A., Curtis, J. P., & Krumholz, H. M. (2002). Beta-blocker therapy and symptoms of depression, fatigue, and sexual dysfunction. *Journal of the American Medical Association*, 288, 351 – 357.

[204] Kontula, O., & Haavio-Mannila, E. (2009). The impact of aging on human sexual activity and sexual desire. *Journal of Sex Research*, *46*, 46 – 56.

[205] Lallemand, F., Salhi, Y., Linard, F., Giami, A., & Rozenbaum, W. (2002). Sexual dysfunction in 156 ambulatory HIV-infected men receiving highly active anti-retroviral therapy combinations

with and without protease inhibitors. *Journal of Acquired Immune Deficiency Syndrome*, *30*, 187 - 190.

[206] Landry, T., & Bergeron, S. (2009). How young does vulvo-vaginal pain begin?: Prevalence and characteristics of dyspareunia in adolescents. *Journal of Sexual Medicine*, *6*, 927 - 935.

[207] Landry, T., & Bergeron, S. (2011). Biopsychosocial factors associated with dyspareunia in a community sample of adolescent girls. *Archives of Sexual Behavior*, *40*, 877 - 889.

[208] Langevin, R., Ben-Aron, M. H., Coutland, R., Hucker, S. J., Purins, J. E., Russon, A. E., et al. (1985). The effect of alcohol on penile erection. In R. Langevin (Ed.), *Erotic preference, gender identity, and aggression in men: New research studies* (pp. 101 - 111). Hillsdale, NJ: Erlbaum.

[209] Latthe, P., Mignini, L., Gray, R., Hills, R., & Khan, K. (2006). Factors predisposing women to chronic pelvic pain: Systematic review. *British Medical Journal*, *332*, 749 - 755.

[210] Laumann, E. O., Gagnon, J. H., Michael, R. T., & Michaels, S. (1994). *The social organization of sexuality: Sexual practices in the United States*. Chicago: University of Chicago Press.

[211] Laumann, E. O., Glasser, D. B., Neves, R. C. S., Moreira, E. D. J., & GSSAB Investigators' Group. (2009). A population-based survey of sexual activity, sexual problems, and associated help-seeking behavior patterns in mature adults in the United States of America. *International Journal of Impotence Research*, *21*, 171 - 178.

[212] Laumann, E. O., Nicolosi, A., Glasser, D. B., Paik, A., Gingell, C., Moreira, E., et al. (2005). Sexual problems among women and men aged 40 - 80 years: Prevalence and correlates identified in the Global Study of Sexual Attitudes and Behaviors. *International Journal of Impotence Research*, *17*, 39 - 57.

[213] Laumann, E. O., Paik, A., & Rosen, R. C. (1999). Sexual dysfunction in the United States: Prevalence and predictors. *Journal of the American Medical Association*, *281*, 537 - 544.

[214] Laws, D. R. (1989). *Relapse prevention with sex offenders*. New York: Guilford Press.

[215] Laws, D. R, & O'Donohue W. T. (Eds.). (1997). *Sexual deviance: Theory, assessment and treatment*. New York: Guilford Press.

[216] Lazarus, A. A. (1988). A multimodal perspective on problems of sexual desire. In S. R. Leiblum & R. C. Rosen (Eds.), *Sexual desire disorders* (pp. 145 - 167). New York: Guilford Press.

[217] Leeuw, M., Goossens, M. E., Linton, S. J., Crombez, G., Boersman, K., & Vlaeyen, J. (2007). The fear-avoidance model of musculoskeletal pain: Current state of scientific evidence. *Journal of Behavioral Medicine*, *30*, 77 - 94.

[218] Lehmiller, J. (2014). *The psychology of human sexuality*. Hoboken, NJ: Wiley- Blackwell.

[219] Leiblum, S. R., Koochaki, P. E., Rodenberg, C. A., Barton, I. P., & Rosen, R. C. (2006). Hypoactive sexual desire disorder in postmenopausal women: U. S. results from the Women's International Study of Health and Sexuality (WISHeS). *Menopause*, *13*, 46 - 56.

[220] Leonard, L. M., & Follette, V. M. (2002). Sexual functioning in women reporting a history of child sexual abuse: Review of the empirical literature and clinical implications. *Annual Review of Sex Research*, *13*, 346 - 388.

[221] Lew-Starowicz, M., & Rola, R. (2013). Prevalence of sexual dysfunctions among women with multiple sclerosis. *Sexuality and Disability*, *31*(2), 141 - 153.

[222] Lew-Starowicz, M., & Rola, R. (2014). Sexual dysfunction and sexual quality of life in men with multpiple sclerosis. *Journal of Sexual Medicine*, *11*, 1294 - 1301.

[223] Lindal, E., & Stefansson, J. G. (1993). The lifetime prevalence of psychosexual dysfunction among 55- to 57-year-olds in Iceland. *Social Psychiatry and Psychiatric Epidemiology*, *28*, 91 - 95.

[224] Lipsius, S. H. (1987). Prescribing sensate focus without proscribing intercourse. *Journal of Sex and*

Marital Therapy. 11，185－191.

［225］LoFrisco, B. (2011). Female sexual pain disorders and cognitive behavior therapy. *Journal of Sex Research*, *48*(6), 573－579.

［226］LoPiccolo, J., & Friedman, J. M. (1988). Broad-spectrum treatment of low sexual desire: Integration of cognitive, behavioral, and systemic therapy. In S. R. Leiblum & R. C. Rosen (Eds.), *Sexual desire disorders* (pp. 107－144). New York: Guilford Press.

［227］Lowenstein, L., Salonia, A., Shechter, A., Porst, H., Burri, A., & Reisman, Y. (2014). Physicians' attitude toward female genital plastic surgery: A multinational survey. *Journal of Sexual Medicine*, *11*, 33－39.

［228］Maggi, M., Buvat, J., Corona, G., Guay, A., & Torres, L. O. (2013). Hormonal causes of male sexual dysfunctions and their management (hyperprolactinemia, thyroid disorders, GH disorders, and DHEA). *Journal of Sexual Medicine*, *10*, 661－677.

［229］Mah, K., & Binik, Y. M. (2001). The nature of human orgasm: A critical review of major trends. *Clinical Psychology Review*, *21*, 823－856.

［230］Maier, T. (2009). *Masters of sex*. New York: Basic Books.

［231］Manolis, A., & Doumas, M. (2012). Antihypertensive treatment and sexual dysfunction. *Current Hypertensive Reports*, *14*, 285－292.

［232］Margolese, H., & Assalian, P. (1996). Sexual side effects of antidepressants: A review. *Journal of Sex and Marital Therapy*, *22*, 209－217.

［233］Masters, W. H., & Johnson, V. E. (1966). *Human sexual response*. Boston: Little, Brown.

［234］Masters, W. H., & Johnson, V. E. (1970). *Human sexual inadequacy*. Boston: Little, Brown.

［235］McCabe, M. P., & Connaughton, C. (2014). Psychosocial factors associated with male sexual difficulties. *Journal of Sex Research*, *51*(1), 31－42.

［236］McCarthy, B., & McDonald, D. (2009a). Assessment, treatment, and relapse prevention: Male hypoactive sexual desire disorder. *Journal of Sex and Marital Therapy*, *35*, 58－67.

［237］McCarthy, B., & McDonald, D. O. (2009b). Psychobiosocial versus bio-medical models of treatment: Semantics or substance. *Sexual and Relationship Therapy*, *24*, 30－37.

［238］Meana, M., & Steiner, E. T. (2014). Hidden disorder/hidden desire presentations of low sexual desire in men. In Y. M. Binik & K. S. K. Hall (Eds.), *Principles and practice of sex therapy* (5th ed.). New York: Guilford Press.

［239］Meisler, A. W., & Carey, M. P. (1990). A critical reevaluation of nocturnal penile tumescence monitoring in the diagnosis of erectile dysfunction. *Journal of Nervous and Mental Disease*, *178*, 78－89.

［240］Mercer, C. H., Fenton, K. A., Johnson, A. M., Wellings, K., Macdowall, W., McManus, S., et al. (2003). Sexual function problems and help seeking behavior in Britain: National probability sample survey. *British Medical Journal*, *327*, 426－427.

［241］Meston, C. M., & Gorzalka, B. (1992). Psychoactive drugs and human sexual behavior: The role of serotonergic activity. *Journal of Psychoactive Drugs*, *24*, 1－40.

［242］Meston, C. M., & Gorzalka, B. B. (1996). Differential effects of sympathetic activation on sexual arousal in sexually dysfunctional and functional women. *Journal of Abnormal Psychology*, *105*, 582－591.

［243］Meston, C. M., Levin, R., Sipski, M., Hull, E., & Heiman, J. L. (2004). Women's orgasm, *Annual Review of Sex Research*, *15*, 173－257.

［244］Meston, C. M., Rellini, A. H., & Telch, M. J. (2008). Short- and long-term effects of ginkgo biloba extract on sexual dysfunction in women. *Archives of Sexual Behavior*, *37*, 530－547.

[245] Metz, M. E., Pryor, J. L., Nesvacil, L. J., Abuzzahab, F., Sr., & Koznar, J. (1997). Premature ejaculation: A psychophysiological review. *Journal of Sex and Marital Therapy*, *23*, 3 – 23.

[246] Meuleman, E. (2011). Men's sexual health and the metabolic syndrome. *Journal of Sex Research*, *48*(2 – 3), 142 – 148.

[247] Meuleman, E. J. H., & Van Lankveld, J. D. M. (2005). Hypoactive sexual desire disorder: An underestimated condition in men. *British Journal of Urology International*, *95*, 291 – 296.

[248] Min, J. K., Williams, K. A., Okwusa, T. M., Bell, G. W., & Panutich, M. S. (2006). Prediction of coronary heart disease by erectile dysfunction in men referred for nuclear stress testing. *Archives of Internal Medicine*, *166*, 201 – 206.

[249] Miner, M. (2009). Erectile dysfunction and the "window of curability": A harbinger of cardiovascular events [editorial]. *Mayo Clinic Proceedings*, *84*, 102 – 104.

[250] Miner, M., & Kuritzky, L. (2007). Erectile dysfunction: A sentinel marker for cardiovascular disease in primary care. *Cleveland Clinic Journal of Medicine*, *74*, S30 – S37.

[251] Mitchell, W. B., DiBartolo, P. M., Brown, T. A., & Barlow, D. H. (1998). Effects of positive and negative mood on sexual arousal in sexually functional males. *Archives of Sexual Behavior*, *27*, 197 – 207.

[252] Montorsi, F., Adalkan, G., Becher, E., Giuliano, F., Khoury, S., Lue, T., et al. (2010). Summary of the recommendations on sexual dysfunction in men. *Journal of Sexual Medicine 7*, 3572 – 3588.

[253] Morganstern, K. P. (1988). Behavioral interviewing. In A. S. Bellack & M. Hersen (Eds.), *Behavioral assessment: A practical handbook* (pp. 86 – 118). Elmsford, NY: Pergamon Press.

[254] Morokoff, P. J. (1978). Determinants of female orgasm. In J. LoPiccolo & L. LoPiccolo (Eds.), *Handbook of sex therapy* (pp. 147 – 165). New York: Plenum Press.

[255] Morokoff, P. J., Baum, A., McKinnon, W. R., & Gillilland, R. (1987). Effects of chronic unemployment and acute psychological stress on sexual arousal in men. *Health Psychology*, *6*, 545 – 560.

[256] Morrissette, D., Skinner, M., Hoffmann, B., Levine, R., & Davidson, J. (1993). Effects of antihypertensive drugs atenolol and nifedipine on sexual function in older men: A placebo controlled cross-over study. *Archives of Sexual Behavior*, *22*, 99 – 109.

[257] Moss, H. B., & Procci, W. R. (1982). Sexual dysfunction associated with oral antihypertensive medication: A critical survey of the literature. *General Hospital Psychiatry*, *4*, 121 – 129.

[258] Najman, J. M., Dunne, M. P., Boyle, F. M., Cook, M. D., & Purdie, D. M. (2003). Sexual dysfunction in the Australian population. *Australian Family Physician*, *32*, 951 – 954.

[259] Nettelbladt, P., & Uddenberg, N. (1979). Sexual dysfunction and sexual satisfaction in 58 married Swedish men. *Journal of Psychosomatic Medicine*, *23*, 141 – 147.

[260] Nik Jaafar, N. R., Mislan, N., Abdul Aziz, S., Baharudin, A., Ibrahim, N., Midin, M., et al. (2013). Risk factors of erectile dysfunction in patients receiving methadone maintenance therapy. *Journal of Sexual Medicine*, *10*, 2069 – 2076.

[261] Nobre, P., & Pinto-Gouveia, J. (2006a). Dysfunctional sexual beliefs as vulnerability factors for sexual dysfunction. *Journal of Sex Research*, *43*(1), 68 – 75.

[262] Nobre, P., & Pinto-Gouveia, J. (2006b). Emotions during sex activity: Differences between sexually functional and dysfunctional men and women. *Archives of Sexual Behavior*, *35*, 491 – 499.

[263] Nobre, P. J., & Pinto-Gouveia, J. (2008). Cognitive and emotional predictors of female sexual dysfunctions: preliminary findings. *Journal of Sex and Marital Therapy*, *34*(4), 325 – 342.

[264] Nobre, P. J., & Pinto-Gouveia, J. (2009). Cognitive schemas associated with negative sexual events: A comparison of men and women with and without sexual dysfunction. *Archives of Sexual*

Behavior, *38*, 842 – 851.

[265] Nobre, P. J., Pinto-Gouveia, J., & Gomes, F. A. (2006). Prevalence and comorbidity of sexual dysfunctions in a Portuguese clinical sample. *Journal of Sex and Marital Therapy*, *32*(2), 173 – 182.

[266] Norton, R., Feldman, C., & Tafoya, D. (1974). Risk parameters across types of secrets. *Journal of Counseling Psychology*, *21*, 450 – 454.

[267] Nunes, L. V., Moreira, H. C., Razzouk, D., Nunes, S. O., & Mari, J. J. (2012). Strategies for the treatment of antipsychotic-induced sexual dysfunction and/ or hyperprolactinemia among patients of the schizophrenia spectrum: A review. *Journal of Sexual and Marital Therapy*, *38*, 281 – 301.

[268] Oberg, K., Fugl-Meyer, K., & Fugl-Meyer, A. (2002). On sexual well-being in sexually abused Swedish women: Epidemiological aspects. *Sexual and Relationship Therapy*, *17*, 329 – 341.

[269] Oberg, K., Fugl-Meyer, A. R., & Fugl-Meyer, K. S. (2004). On categorization and quantification of women's sexual dysfunctions: An epidemiological approach. *International Journal of Impotence Research*, *16*, 261 – 269.

[270] O'Farrell, T. J. (1990). Sexual functioning of male alcoholics. In R. L. Collins, K. E. Leonard, B. A. Miller, & J. S. Searles (Eds.), *Alcohol and the family: Research and clinical perspectives* (pp. 244 – 271). New York: Guilford Press.

[271] Offit, P. (2013). *Do you believe in magic?: The sense and nonsense of alternative medicine*. New York: Harper Collins.

[272] Osborn, M., Hawton, K., & Gath, D. (1988). Sexual dysfunction among middle aged women in the community. *British Medical Journal*, *296*, 959 – 962.

[273] O'Toole, A., Winter, D., & Friedman, S. (2014). Review article: The psychosexual impact of inflammatory bowel disease in male patients. *Alimentary Pharma-cological Therapuetics*, *39*, 1085 – 1094.

[274] Palha, A. P., & Esteves, M. (2002). A study of the sexuality of opiate addicts. *Journal of Sex and Marital Therapy*, *28*, 427 – 437.

[275] Palha, A. P., & Esteves, M. (2008). Drugs of abuse and sexual functioning. *Advanced Psychosomatic Medicine*, *29*, 131 – 149.

[276] Pandey, A. K., Sapkota, N., Tambi, A., & Shyangwa, P. M. (2012). Clinico-demographic profile, sexual dysfunction and readiness to change in male alcohol dependence syndrome inpatients in a tertiary hospital. *Nepalese Medical College Journal*, *14*, 35 – 40.

[277] Papadopoulos, C. (1989). *Sexual aspects of cardiovascular disease*. New York: Praeger.

[278] Parish, W. L., Laumann, E. O., Pan, S., & Hao, Y. (2007). Sexual dysfunctions in urban China: A population based national survey of men and women. *Journal of Sexual Medicine*, *4*, 1559 – 1574.

[279] Park, R. L. (2008). *Superstition: Belief in the age of science*. Oxford, UK: Princeton University Press.

[280] Pastuszak, A. W., Badhiwala, N., Lipshultz, L. I., & Khera. M. (2013). Depression is correlated with the psychological and physical aspects of sexual dysfunction in men. *International Journal of Impotence Research*, *25*, 194 – 199.

[281] Paterson, L. Q., Davis, S. N., & Khalifé, S. (2009). Persistent genital and pelvic pain after childbirth. *Journal of Sexual Medicine*, *6*, 215 – 221.

[282] Payne, K. A., Binik, Y. M., Amsel, R., & Khalifé, S. (2005). When sex hurts, anxiety and fear orient attention towards pain. *European Journal of Pain*, *9*, 427 – 436.

[283] Peixoto, M. M., & Nobre, P. (2013, October 28). Prevalence and sociodemo-graphic predictors of sexual problems in Portugal: A population-based study with women aged 18 to 79 years. *Journal of*

Sex and Marital Therapy, Epub ahead of print.

[284] Perelman, M. A. (2005). Idiosyncratic masturbation patterns: A key unexplored variable in the treatment of retarded ejaculation by the practicing urologist. *Journal of Urology*, *173*, 430, Abstract 1337.

[285] Perelman, M. A. (2014). Delayed ejaculation. In Y. M. Binik & K. S. K. Hall (Eds.), *Principles and practice of sex therapy* (5th ed.). New York: Guilford Press.

[286] Perelman, M. A., & Rowland, D. L. (2006). Retarded ejaculation. *World Journal of Urology*, *24*, 645 - 652.

[287] Peters, K. M., Killinger, K. A., Carrico, D. J., Ibrahim, I., Diokno, A., & Graziottin, A. (2007). Sexual function and sexual distress in women with interstitial cystitis: A case-control study. *Urology*, *70*, 543 - 547.

[288] Peugh, J., & Belenko, S. (2001). Alcohol, drugs and sexual function: A review. *Journal of Psychoactive Drugs*, *33*, 223 - 232.

[289] Pillsworth, E. G., Haselton, M. G., & Buss, D. M. (2004). Ovulatory shifts in female sexual desire. *Journal of Sex Research*, *41*, 55 - 65.

[290] Pope, B. (1979). *The mental health interview: Research and application*. Elmsford, NY: Pergamon.

[291] Porter, R., & Kaplan, J. (2013). *The Merck manual go-to home guide for symptoms*. Whitehouse Station, NJ: Merck Sharp & Dohme.

[292] Preda, A., & Bienenfeld, D. (2013). Delayed ejaculation. Available at *http: // emedicine . medscape . com / article / 2184956-overview*.

[293] Prins, J., Blanker, M. H., Bohnen, A. M., Thomas, S., & Bosch, J. L. (2002). Prevalence of erectile dysfunction: A systematic review of population based studies. *International Journal of Impotence Research*, *6*, 422 - 432.

[294] Pukall, C. F., Binik, Y. M., Khalifé, S., Amsel, R., & Abbott F. V. (2002). Vestibular tactile and pain thresholds in women with vulvar vestibulitis syndrome. *Pain*, *96*, 163 - 175.

[295] Purifoy, F. E., Grodsky, A., & Giambra, L. M. (1992). The relationship of sexual daydreaming to sexual activity, sexual drive, and sexual attitudes for women across the life-span. *Archives of Sexual Behavior*, *21*, 369 - 385.

[296] Quah, H. M., Jayne, D. G., Eu, K. W., & Seow-Choen, F. (2002). Bladder and sexual dysfunction following laparoscopically assisted and conventional open mesorectal resection for cancer. *British Journal of Surgery*, *89*, 1551 - 1556.

[297] Rakic, Z., Starcevic, V., Starcevic, V. P., & Marinkovic, J. (1997). Testosterone treatment in men with erectile disorder and low testosterone in serum. *Archives of Sexual Behavior*, *26*, 495 - 504.

[298] Rawson, R. A., Washton, A., Domier, C. P., & Reiber, C. (2002). Drugs and sexual effects: Role of drug type and gender. *Journal of Substance Abuse Treatment*, *22*, 103 - 108.

[299] Read, S., King, M., & Watson, J. (1997). Sexual dysfunction in primary medical care: Prevalence, characteristics and detection by the general practitioner. *Journal of Public Health Medicine*, *19*, 387 - 391.

[300] Rees, P., Fowler, C. J., & Maas, C. P. (2007). Sexual function in men and women with neurological disorders. *Lancet*, *369*, 512 - 525.

[301] Reissing, E. D. (2012). Consultation and treatment history and causal attributions in an online sample of women with lifelong and acquired vaginismus. *Journal of Sexual Medicine*, *9*, 251 - 258.

[302] Reissing, E. D., Binik, Y. M., Khalifé, S., Cohen, D., & Amsel, R. (2003). Etiological correlates of vaginismus: Sexual and physical abuse, sexual knowledge, sexual self-schema, and

relationship adjustment. *Journal of Sex and Marital Therapy*, *29*, 47–59.

[303] Reissing, E. D., Binik, Y. M., Khalifé, S., Cohen, D., & Amsel, R. (2004). Vaginal spasm, pain, and behavior: An empirical investigation of the diagnosis of vaginismus. *Archives of Sexual Behavior*, *33*, 5–17.

[304] Renshaw, D. C. (1988). Profile of 2,376 patients treated at Loyola Sex Clinic between 1972 and 1987. *Sexual and Marital Therapy*, *3*, 111–117.

[305] Rettenbacher, M. A., Hofer, A., Ebenichler, C., Baumgartner, S., Edlinger, M., Engl, J., et al. (2010). Prolactin levels and sexual adverse effects in patients with schizophrenia during antipsychotic treatment. *Journal of Clinical Psychopharmacology*, *30*, 711–715.

[306] Roehrich, L., & Kinder, B. (1991). Alcohol expectancies and male sexuality: Review and implications for sex therapy. *Journal of Sex and Marital Therapy*, *17*, 45–54.

[307] Roney, J. R., & Simmons, Z. L. (2013). Hormonal predictors of sexual motivation in natural menstrual cycles. *Hormones and Behavior*, *86*, 636–645.

[308] Rosen, N. O., Bergeron, S., Glowacka, M., Delisle, I., & Baxter, M. L. (2012). Harmful or helpful: perceived solicitous and facilitative partner responses are differentially associated with pain and sexual satisfaction in women with provoked vestibulodynia. *Journal of Sexual Medicine*, *9*, 2351–2360.

[309] Rosen, N. O., Bergeron, S., Sadikaj, G., Glowacka, M., Delisle, I., & Baxter, M. L. (2013). Impact of male partner responses on sexual function in women with vulvodynia and their partners: A dyadic daily experience study. *Health Psychology*.

[310] Rosen, R., Brown, C., Heiman, J., Leiblum, S., Meston, C., Shabsigh, R., et al. (2000). The female sexual function index (FSFI): A multidimensional selfreport instrument for the assessment of female sexual function. *Journal of Sex and Marital Therapy*, *26*, 191–208.

[311] Rosen, R., Miner, M., & Wincze, J. (2014). Erectile dysfunction: Integration of medical and psychological approaches. In Y. M. Binik & K. S. K. Hall (Eds.), *Principals and practices of sex therapy* (5th ed.). New York: Guilford Press.

[312] Rosen, R. C., Cappelleri, J. C., Smith, M. D., Lipsky, J., & Pena, B. M. (1999). Development and evaluation of an abridged 5-item version of the International Index of Erectile Function (IIEF) as a diagnostic tool for erectile dysfunction. *International Journal of Impotence Research*, *11*, 319–326.

[313] Rosen, R. C., Kostis, J. B., Jekelis, A. W., & Taska, L. (1994). Sexual sequelae of antihypertensive drugs: Treatment effects on self-report and physiological measures in middle-aged male hypertensives. *Archives of Sexual Behavior*, *23*, 135–152.

[314] Rosen, R. C., Leiblum, S. R., & Spector, I. P. (1994). Psychologically based treatment for male erectile disorder: A cognitive-interpersonal model. *Journal of Sex and Marital Therapy*, *20*, 67–85.

[315] Rosen, R. C., Riley, A., Wagner, G., Osterloh, I. H., Kirkpatrick, J., & Mishra, A. (1997). The International Index of Erectile Function (IIEF): A multidimensional scale for assessment of erectile dysfunction. *Urology*, *49*, 822–830.

[316] Rust, J., & Golombok, S. (1986). The GRISS: A psychometric instrument for the assessment of sexual dysfunction. *Archives of Sexual Behavior*, *15*, 157–165.

[317] Ryan, C., & Jetha, C. (2010). *Sex at dawn*. New York: HarperCollins.

[318] Sakheim, D., Barlow, D. H., Beck, J. G., & Abrahamson, D. (1984). The effect of an increased awareness of erectile cues on sexual arousal. *Behaviour Research and Therapy*, *22*, 151–158.

[319] Saleh, F., Berlin, F., Malin, H., & Thomas, K. (2007). Paraphilias and paraphilia-like disorders. In G. O. Gabbard (Ed.), *Treatments of psychiatric disorders* (4th ed., pp. 671–682). Washington,

DC: American Psychiatric Publishing.

[320] Salmimies, P., Kockett, G., Pirke, K. M., Vogt, H. J., & Schill, W. B. (1982). Effects of testosterone replacement on sexual behavior in hypogonadal men. *Archives of Sexual Behavior*, *11*(4), 345 - 353.

[321] Santoro, N., Torrens, J., Crawford, S., Allsworth, J. E., Finkelstein, J. S., Gold, E. B., et al. (2005). Correlates of circulating androgens in mid-life women: The study of women's health across the nation. *Journal of Clinical Endocrinology and Metabolism*, *90*(8), 4836 - 4845.

[322] Schiavi, R. C., Stimmel, B. B., Mandeli, J., & White, D. (1995). Chronic alcoholism and male sexual function. *American Journal of Psychiatry*, *152*, 1045 - 1051.

[323] Schiavi, R. C., White, D., Mandeli, J., & Levine, A. (1997). Effects of testosterone administration on sexual behavior and mood in men with erectile dysfunction. *Archives of Sexual Behavior*, *26*, 231 - 241.

[324] Schmidt, H. M., Hagen, M., Kriston, L., Soares-Weiser, K., Maayan, N., & Berner, M. M. (2012). Management of sexual dysfunction due to antipsychotic drug therapy. *Cochrane Database of Systematic Reviews*, *11*.

[325] Schmidt, P. J., Steinberg, E. M., Negro, P. P., Haq, N., Gibson, C., & Rubinow, D. R. (2009). Pharmacologically induced hypogonadism and sexual function in healthy young women and men. *Neuropsychopharmacology: Official Publication of the American College of Neuropsychopharmacology*, *34*(3), 565 - 576.

[326] Schoener, G. R., Milgrom, J. H., Gonsiorek, J. C., Luepker, E. T., & Conroe, R. M. (Eds.). (1990). *Psychotherapists sexual involvement with clients: Intervention and prevention*. Minneapolis, MN: Walk-In Counseling Center.

[327] Schover, L. R., Friedman, J. M., Weiler, S. J., Heiman, J. R., & LoPiccolo, J. (1982). Multiaxial problem-oriented system for sexual dysfunctions: An alternative to DSM - Ⅲ. *Archives of General Psychiatry*, *39*, 614 - 619.

[328] Schover, L. R., & Jensen, S. B. (1988). *Sexuality and chronic illness: A comprehensive approach*. New York: Guilford Press.

[329] Schreiner-Engel, P., & Schiavi, R. C. (1986). Lifetime psychopathology in individuals with low sexual desire. *Journal of Nervous and Mental Disease*, *174*, 646 - 861.

[330] Segraves, R. T. (2010). Considerations for diagnostic criteria for erectile dysfunction in DSM V. *Journal of Sexual Medicine*, *7*, 654 - 671.

[331] Segraves, R. T., Balon, R., & Clayton, A. (2007). Proposal for change for diagnostic criteria for sexual dysfunction. *Journal of Sexual Medicine*, *4*, 567 - 580.

[332] Segraves, R. T., Madsen, R., Carter, C. S., & Davis, J. M. (1985). Erectile dysfunction associated with pharmacological agents. In R. T. Segraves & H. W. Schoenberg (Eds.), *Diagnosis and treatment of erectile disturbances: A guide for clinicians* (pp. 23 - 63). New York: Plenum Press.

[333] Serretti, A., & Chiesa, A. (2011). A meta-analysis of sexual dysfunction in psychiatric patients taking antipsychotics. *International Clinical Psychopharmacology*, *26*, 130 - 140.

[334] Shamloul, R., & Bella, A. J. (2011). Impact of cannabis use on male sexual health. *Journal of Sexual Medicine*, *8*, 971 - 975.

[335] Shamloul, R., & el-Nashaar, A. (2006). Chronic prostatitis in premature ejaculation: A cohort study in 153 men. *Journal of Sexual Medicine*, *3*, 150 - 154.

[336] Shaw, D., Lefebvre, G., Bouchard, C., Shapiro, J., Blake, J., Allen, L. A., et al. (2013). Female genital cosmetic surgery. *Journal of Obstetrics and Gynaecology*, *35*, 1108 - 1114.

[337] Shen, W. W., & Hsu, J. H. (1995). Female sexual side effects associated with selective serotonin

reuptake inhibitors: A descriptive clinical study of 33 patients. *International Journal of Psychiatry in Medicine*, *25*, 239 – 248.

[338] Sherwin, B. B. (1985). Changes in sexual behavior as a function of plasma sex steroid levels in post-menopausal women. *Maturitas*, *7*, 225 – 233.

[339] Sherwin, B. B. (1998). A comparative analysis of the role of androgen in human male and female sexual behavior: Behavioral specificity, critical thresholds and sensitivity. *Psychobiology*, *16*, 416 – 425.

[340] Sherwin, B. B., & Gelfand, M. M. (1987). The role of androgen in the maintenance of sexual functioning in oophorectomized women. *Psychosomatic Medicine*, *49*, 397 – 409.

[341] Sherwin, B. B., Gelfand, M. M., & Brender, W. (1985). Androgen enhances sexual motivation in females: A prospective, crossover study of sex steroid administration in the surgical menopause. *Psychosomatic Medicine*, *47*, 339 – 351.

[342] Shifren, J. L., Monz, B. U., Russo, P. A., Segret, A., & Johannes, C. B. (2008). Sexual problems and distress in United States women. *Obstetrics and Gynecology*, *2*, 970 – 978.

[343] Shires, A., & Miller, D. (1998). A preliminary study comparing psychological factors associated with erectile dysfunction in heterosexual and homosexual men. *Sexual and Marital Therapy*, *13*, 37 – 49.

[344] Shull, G. R., & Sprenkle, D. H. (1980). Retarded ejaculation: Reconceptualization and implications for treatment. *Journal of Sex and Marital Therapy*, *6*, 234 – 246.

[345] Simon, J., Braunstein, G., Nachtigall, L., Utian, W., Katz, M., Miller, S., et al. (2005). Testosterone patch increases sexual activity and desire in surgically menopausal women with hypoactive sexual desire disorder. *Journal of Clinical Endocrinology and Metabolism*, *90*, 5226 – 5233.

[346] Simon, J. A. (2011). Identifying and treating sexual dysfunction in postmenopausal women: The role of estrogen. *Journal of Women's Health*, *20*(10), 1453 – 1465.

[347] Simons, J. S., & Carey, M. P. (2001). Prevalence of the sexual dysfunctions: Results from a decade of research. *Archives of Sexual Behavior*, *30*, 177 – 219.

[348] Singer, C., Weiner, W. J., & Sanchez-Ramos, J. R. (1992). Autonomic dysfunction in men with Parkinson's disease. *European Journal of Neurology*, *32*, 134 – 140.

[349] Singer, P. (1977, May). Diagnosis of primary hyperlipoproteinemias. *Zeitschriftfur diegesamteinnere-Medizin und ihreGrenzgebiete*, *32*(9), 129 – 133.

[350] Skinner, B. F. (1947). Superstition in pigeons. *Journal of Experimental Psychology*. *38*, 168 – 172.

[351] Smith, N. K., Jozkowski, K. N., & Sanders, S. A. (2014). Hormonal contraception and female pain, orgasm, and sexual pleasure. *Journal of Sexual Medicine*, *11*, 462 – 470.

[352] Solano, C. H. (1981). Sex differences and the Taylor-Altman self-disclosure stimuli. *Journal of Social Psychology*, *115*, 287 – 288.

[353] Solomon, H., Man, J., Wierzbicki, A. S., O'Brien, T., & Jackson, G. (2002). The value of routine cardiovascular assessment in patients with erectile dysfunction. *Circulation*, *106*, 749.

[354] Solstad, K., & Hertoft, P. (1993). Frequency of sexual problems and sexual dysfunction in middle-aged Danish men. *Archives of Sexual Behavior*, *22*, 51 – 58.

[355] Spector, I. P., Carey, M. P., & Steinberg, L. (1996). The Sexual Desire Inventory: Development, factor structure, and evidence of reliability. *Journal of Sex and Marital Therapy*, *22*, 175 – 190.

[356] Spector, I. P., Leiblum, S. R., Carey, M. P., & Rosen, R. C. (1993). Diabetes and female sexual function: A critical review. *Annals of Behavioral Medicine*, *15*, 257 – 264.

[357] Szasz, T. (1980). *Sex by prescription*. Garden City, NY: Doubleday/Anchor.

[358] ter Kuile, M. M., Both, S., & van Lankveld, J. (2012). Sexual dysfunction in women. In P.

Sturmey & M. Hersen (Eds.), *Handbook of evidence-based practice in clinical psychology: Vol II. Adult disorders* (pp. 413 – 436). Hoboken, NJ: Wiley.

[359] ter Kuile, M. M., & Reissing, E. D. (2014). Lifelong vaginismus. In Y. M. Binik & K. S. K. Hall (Eds.), *Principles and practice of sex therapy* (5th ed). New York: Guilford Press.

[360] ter Kuile, M. M., Weijenborg, P. T., & Spinhoven, P. (2010). Sexual functioning in women with chronic pelvic pain: The role of anxiety and depression. *Journal of Sexual Medicine*, 7, 1901 – 1910.

[361] Tiefer, L. (2007). Beneath the veneer: The troubled past and future of sexual medicine. *Journal of Sex and Marital Therapy*, *33*, 473 – 477.

[362] Tiefer, L. (2009). Misconstruing sex therapy's dilemmas: The need for *Sexualwis-senschaft*, sex education, and primary prevention. *Archives of Sexual Behavior*, *38*(6), 1046 – 1047.

[363] Tiefer, L., Hall, M., & Tavris, C. (2002). Beyond dysfunction: A new view of women's sexual problems. *Journal of Sex and Marital Therapy*, *28*(S1), 225 – 232.

[364] Thomtén, J., & Linton, S. J. (2013). A psychological view of sexual pain among women: Applying the fear-avoidance model. *Women's Health*, *9*, 251 – 263.

[365] Toorians, A. W., Janssen, E., Laan, E., Gooren, L. J., Giltay, E. J., Oe, P. L., et al. (1997). Chronic renal failure and sexual functioning: Clinical status versus objectively assessed sexual response. *Nephrology Dialysis Transplant*, *12*, 2654 – 2663.

[366] Tracy, J. K., & Junginger, J. J. (2007). Correlates of lesbian sexual functioning. *Women's Health*, *16*(4), 499 – 509.

[367] Traeen, B., & Stigum, H. (2010). Sexual problems in 18 – 67-year-old Norwegians. *Scandanavian Journal of Public Health*, *38*, 445 – 456.

[368] Turkat, I. D. (1986). The behavioral interview. In A. R. Ciminero, K. S. Calhoun, & H. E. Adams (Eds.), *Handbook of behavioral assessment* (2nd ed., pp. 109 – 149). New York: Wiley.

[369] Tzortzis, V., Skriapas, K., Hadjigeorgiou, G., Mitsogiannis, I., Aggelakis, K., Gravas, S. et al. (2008). Sexual dysfunction in newly diagnosed multiple sclerosis women. *Multiple Sclerosis Journal*, *14*, 561 – 563.

[370] Van Lankveld, J. J., Granot, M., Weijmar Schultz, W. C., Binik, Y. M., Wesselmann, U., Pukall, C. F., et al. (2010). Women's sexual pain disorders. *Journal of Sexual Medicine*, 7, 615 – 631.

[371] Van Lankveld, J. J., ter Kuiles, M. M., de Groot, H. E., Melles, R., Nefs, J., & Zandberger, M. (2006). Cognitive-behavior therapy for women with lifelong vaginismus: A randomized waiting-list controlled trial of efficacy. *Journal of Consulting and Clinical Psychology*, 74(1), 168 – 178.

[372] Ventegodt, S. (1998). Sex and the quality of life in Denmark. *Archives of Sexual Behavior*, 27, 295 – 307.

[373] Vlaeyen, J. W., Kole-Snijders, A. M., Boeren, R. G., & van Eek, H. (1995). Fear of movement/(re)injury in chronic low back pain and its relation to behavioral performance. *Pain*, *62*, 363 – 372.

[374] Vlaeyen, J. W., & Linton, S. J. (2000). Fear-avoidance and its consequences in chronic musculoskeletal pain: A state of the art. *Pain*, *85*, 317 – 332.

[375] Waldinger, M. D. (2007). Premature ejaculation: Definition and drug treatment. *Drugs*, *67*(4), 547 – 568.

[376] Waldinger, M. D., Berendsen, H. H., Blok, B. F., Oliver, B., & Holstege, G. (1998). Premature ejaculation and serotonergic antidepressants induced delayed ejaculation: The involvement of the serotonergic system. *Behavior Brain Research*, *92*, 111 – 118.

[377] Waldinger, M. D., & Schweitzer, D. H. (2005). Retarded ejaculation in men: An overview of psychological and neurobiological insights. *World Journal of Urology*, *23*, 76－81.

[378] Waldinger, M. D., & Schweitzer, D. H. (2006). Changing paradigms from an historical DSM－Ⅲ and DSM－Ⅳ view towards and evidence based definition of premature ejaculation: Part II. Proposals for DSM－Ⅴ and ICD－11. *Journal of Sexual Medicine*, *3*, 693－705.

[379] Wandell, P. E., & Brorsson, B. (2000). Assessing sexual functioning in patients with chronic disorders by using a generic health-related quality of life questionnaire. *Quality of Life Research*, *9*, 1081－1092.

[380] Wang, Q., Young, J., Bernasconi, E., Cavassini, M., Vernazza, P., Hirschel, B., et al. (2013). The prevalence of erectile dysfunction and its association with antiretroviral therapy in HIV-infected men: The Swiss HIV Cohort Study. *Antiviral Therapy*, *18*, 337－344.

[381] Weatherby N. L., Shultz, J. M., & Chitwood, D. D. (1992). Crack cocaine use and sexual activity in Miami, Florida. *Journal of Psychoactive Drugs*, *24*, 373－380.

[382] Wei, M., Macera, C. A., Davis, D. R., Hornung, C. A., Nankin, H. R., & Blair, S. N. (1994). Total cholesterol and high density lipoprotein cholesterol as important predictors of erectile dysfunction. *American Journal of Epidemiology*, *140*, 930－937.

[383] Weinhardt, L. S., & Carey, M. P. (1996). Prevalence of erectile disorder among men with diabetes mellitus: Review of the empirical literature. *Journal of Sex Research*, *33*, 205－214.

[384] Weisberg, R., Brown, T., Wincze, J., & Barlow, D. (2001). Causal attributions and male sexual arousal: The impact of attributions for a bogus erectile difficulty on sexual arousal, cognitions, and affect. *Journal of Abnormal Psychology*, *110*, 324－334.

[385] Weiser, E. (2000). Gender differences in Internet use patterns and internet application preferences: A two-sample comparison. *CyberPsychology and Behavior*. *3*(2), 167－177.

[386] Werner, A. (1939). Male climacteric. *Journal of the American Medical Association*, *112*, 1441－1443.

[387] West, S. L., D'Aloisio, A. A., Agans, R. P., Kalsbeek, W. D., Borisov, N. N., & Thorp, J. M. (2008). Prevalence of low sexual desire and hypoactive sexual desire disorder in a nationally representative sample of U.S. women. *Archives of Internal Medicine*, *168*, 1441－1449.

[388] Williams, V. S., Baldwin, D. S., Hogue, S. L., Fehnel, S. E., Hollis, K. A., & Edin, H. M. (2006). Estimating the prevalence and impact of antidepressant-induced sexual dysfunction in 2 European countries: A cross-sectional patient survey. *Journal of Clinical Psychiatry*, *67*, 204－210.

[389] Wilson, G. T. (1981). The effects of alcohol on human sexual behavior. *Advances in Substance Abuse*, *2*, 1－40.

[390] Wincze, J. P. (1982). Assessment of sexual disorders. *Behavioral Assessment*, *4*, 257－271.

[391] Wincze, J. P. (2000). Assessment and treatment of atypical sexual behavior. In S. R. Leiblum & R. C. Rosen (Eds.), *Principles and practice of sex therapy* (3rd ed.). New York: Guilford Press.

[392] Witting, K., Santtila, P., Varjonen, M., Jern, P., Johansson, A., von der Pahlen, B., et al. (2008). Female sexual dysfunction, sexual distress, and compatibility with partner. *Journal of Sexual Medicine*, *5*, 2587－2599.

[393] Woo, J. S., Brotto, L. A., & Gorzalka, B. B. (2012). The relationship between sex guilt and sexual desire in a community sample of Chinese and Euro-Canadian women. *Journal of Sex Research*, *49*(2－3), 290－298.

[394] Yang, B., & Donatucci, C. (2006). Drugs that affect male sexual function. In J. Mulcahy (Ed.), *Current clinical urology: Male sexual function: A guide to clinical management* (2nd ed.). Totowa, NJ: Humana Press.

[395] Yasan, A., & Gürgen, F. (2009). Marital satisfaction, sexual problems, and the possible difficulties on sex therapy in traditional Islamic culture. *Journal Sex and Marital Therapy*, *35*, 68 - 75.

[396] Yee, A., Loh, H. S., Hisham Hashim, H. M., & Ng, C. G. (2014). The prevalence of sexual dysfunction among male patients on methadone and buprenorphine treatments: A meta-analysis study. *Journal of Sexual Medicine*, *11*, 22 - 32.

[397] Yule, M., Brotto, L., & Gorzalka, B. (2014). Biological markers of asexuality: Handedness, birth order, and finger length ratios in self-identified asexual men and women. *Archives of Sexual Behavior*, *43*, 299 - 310.

[398] Zaazaa, A., Bella, A. J., & Shamloul, R. (2013). Drug addiction and sexual dysfunction. *Endocrinology and Metabolism Clinics of North America*, *42*, 585 - 592.

[399] Zilbergeld, B. (1999). *The new male sexuality*. New York: Bantam Books.

[400] Zucker, K. J. (2010). Reports from the DSM - V work group on sexual and gender identity disorders. *Archives of Sexual Behavior*, *39*, 217 - 220.